临界高血压中西医防治问答

主编 荆鲁 刘晓峥

全国百佳图书出版单位
中国中医药出版社
·北 京·

图书在版编目（CIP）数据

临界高血压中西医防治问答 / 荆鲁，刘晓峥主编 . —北京：
中国中医药出版社，2021.12
ISBN 978-7-5132-7316-9

Ⅰ . ①临⋯　Ⅱ . ①荆⋯　②刘⋯　Ⅲ . ①高血压－防治
Ⅳ . ① R544.1

中国版本图书馆 CIP 数据核字（2021）第 249857 号

中国中医药出版社出版

北京经济技术开发区科创十三街 31 号院二区 8 号楼
邮政编码　100176
传真　010-64405721
河北品睿印刷有限公司印刷
各地新华书店经销

开本 880×1230　1/32　印张 5.25　字数 103 千字
2021 年 12 月第 1 版　2021 年 12 月第 1 次印刷
书号　ISBN 978 – 7 – 5132 – 7316 – 9

定价　38.00 元
网址　www.cptcm.com

服 务 热 线　010-64405510
购 书 热 线　010-89535836
维 权 打 假　010-64405753

微信服务号　zgzyycbs
微商城网址　https://kdt.im/LIdUGr
官 方 微 博　http://e.weibo.com/cptcm
天猫旗舰店网址　https://zgzyycbs.tmall.com

如有印装质量问题请与本社出版部联系（010-64405510）

《临界高血压中西医防治问答》编委会

主　编　荆　鲁　刘晓峥

副主编　赵睿学　孔　屹　赵成思　马曙东

编　委（以姓氏笔画为序）

马全涛　马曙东　孔　屹　田　焕

朱佩轩　刘晓峥　闫飞雪　杨胜平

陈文文　赵成思　赵睿学　荆　鲁

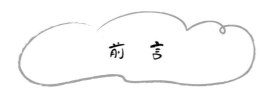

前　言

　　心脑血管疾病是全世界公认的影响人类生命健康的重大疾病。在《健康中国行动（2019—2030 年）》提出的 15 项重大专项行动中，心脑血管病的防治是重要一环，高血压则是心脑血管病防治的重中之重。

　　高血压是心脑血管疾病致死最重要的危险因素。高血压影响着全球 13.9 亿人，每年会导致超过 780 万人死亡。根据新近中国心血管健康与疾病报告显示，我国每 4 个成年人中就有 1 人患高血压，并且随着年龄的增加发病率也会增加。随着对高血压研究的深入，人们清楚地认识到，高血压一旦控制不佳将导致心脑血管病的发病率、死亡率急剧上升，对健康具有巨大危害。以高血压防治为抓手，将有效推动我国心脑血管疾病防治进程。

　　关注高血压疾病前状态——临界高血压，对高血压的防治具有重要意义。研究证实，临界高血压人群中有40% ～ 50% 最终将发展为高血压。如果临界高血压人群能够提早进行自我健康管理及干预，可以显著降低高血压的发病率。

　　立足我国现状，应如何更好地进行健康管理呢？

1. 科普教育是基础

高血压管理是一个长期且反复的过程，因此，对于有可能进展为高血压的人群和高血压患者，进行有效的教育是非常必要的。让公众对高血压所带来的危害有足够的认识，并使其充分了解在高血压管理过程中各种治疗的目的和必要性，可以提升患者依从性，让各种治疗方案能够顺利推进。可以说，良好的患者教育是高血压全程管理的基础。

2. 关注血压监测尽早达标

血压监测是了解患者血压情况最为有效的手段，尤其是家庭血压监测可以帮助随时明确血压水平，及时调整治疗方案。对于高血压患者来说，初始血压的控制效果会极大程度地影响整个高血压管理过程及远期预后，早期血压控制不佳可能会加剧心血管损伤，至中后期出现对应症状时，相关因素多数已经不可逆转。因此，我们需要认识到早期血压管理的重要性，使血压及早达标。

3. 全面综合干预

导致高血压发生的原因相当复杂，在管理过程中，要积极采用慢病管理处方，即药物处方、戒烟限酒处方、运动处方、心理（睡眠）处方、营养处方。对患者进行综合全面的管理，才能真正、全面、有效地对血压水平进行控制。

本书向读者介绍临界高血压成因及对人体的潜在危害，综合中医学与西医学的优秀研究成果，发挥中医学"治未病"优势，与读者分享降压实用知识。同时，我们还专门录制了百岁国医大师路志正教授养生常练的"路氏八段锦"全套练习视频（扫描书内二维码观看）。希望通过本书能让更多人了解并重视高血压病前状态——临界高血压，学会临界高血压自我健康管理预防保健知识，以期达到对高血压未病先防、既病防变的目的，从而提高整个人群的健康水平和生活质量。

　　本书出版，得到国家重点研发计划项目"基于中医体质学和主被动相结合的健康状态干预及管理技术研究——临界高血压和糖耐量异常干预技术的临床评价研究"（2019YFC1710101）资助。

编者

2021 年 11 月

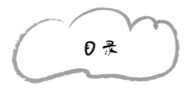

目录

第六部分　临界高血压人群的自我管理

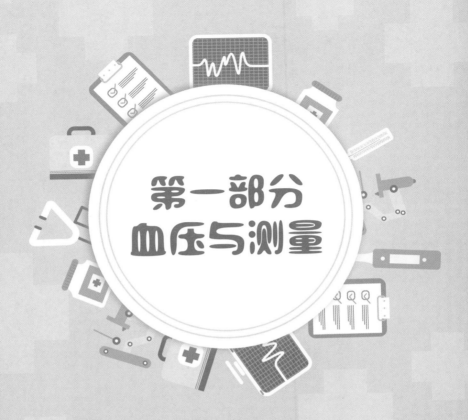

第一部分
血压与测量

一、什么是血压

如果将心脏比喻成水泵，那么血管就是连接泵的水管，血液就是水管中的水，水靠泵产生的动力和水管收缩的弹力被动地在水管中行进，行进过程中有一定的速度，所以会对周围管壁形成压力，这个压力就是我们所说的血压。

二、收缩压、舒张压分别指什么

我们通常将血压分为"高压"（收缩压）和"低压"（舒张压），高压就是心脏收缩时把血液从心室泵入主动脉时产生的血压；低压就是心脏舒张时，依靠主动脉的弹性回缩作用使血液继续在血管中流动时所产生的压力。一般所说的血压是指主动脉压。临床上通常用在上臂测得的肱动脉压来代表主动脉压。

三、一天中血压是如何变化的

水对水管的压力取决于循环的水容量多少和水管面积大小。循环的水越多，水对水管压力就越大，反之，循环的水逐渐减少，水对水管压力也减小；血压也是如此，体内循环血容量越多，血压越高；当血管扩张时，血压下降，血管收缩，血压升高。

血压调节系统主要靠增减血容量或扩缩血管来使血压发生变化。白天人体较活跃，身体需要更多的氧和营养，相应地需要大量的血液输送，从心脏泵出的血液会有所增加，所以血压会高一些；夜里睡眠时需要较少的氧和营养，心的输出量会有所减低，所以血压会低一些。大多数人白天血压波动在较高水平，晚上血压逐渐下降，夜间 2～3 点降至最低，凌晨血压开始上升，醒后开始日常活动的最初几小时达到最高峰，医学上称"血压晨峰"，然后持续波动在较高水平，至下午 4～6 时出现第二高峰后逐渐下降。

四、医院测的血压一定准吗

血压是非常不稳定的，经常发生变动，在愤怒、紧张等各种不同心理作用下血压会猛然升高，当心情平复时，血压又会缓慢降下来。血压就这样在我们不知不觉中不停地高低变动。血压是在心脏搏动时，血液对血管壁的压力。也就是说，心脏每搏动一次，就会有相应的血压值，心脏搏动多少次（每天约 10 万次），就有多少个血压值。而在医院所测量的血压值最多不过是每天 1～2 次，很难知道患者真正的血压值。因此，即使在医院没有检测出异常，也未必表示血压就是正常的。

1. 白大衣型高血压——本来正常但在医院血压高

对于普通人来说，医院是一个特殊环境。因为对疾病的担心，往往听到医生或护士叫自己的名字都会紧张，所以在医院里由医生或护士测量时血压往往会偏高，而自己在家中测量血压又正常。这种情形称为"白大衣型高血压"。据说在被诊断为高血压的人中，大约 30% 是这一类。另一方面，本来就有高血压的人在医院测量血压时，血压可能比平时高，被称为"白大衣现象"。

如果血压的升高只是在医院里倒也没什么问题，不过在对白大衣型高血压人群进行跟踪后发现，他们在 5 ～ 10 年后发展为真正高血压的比例比普通人更高一些。

2. 隐蔽性高血压——在医院正常，但在家里血压高

与在医院测量时数值高的白大衣型高血压相反，某些人在医院测量时没有异常，但在家里却测量出异常值，这种情况也经常可以见到。由于这种情况比较隐蔽，在医院里戴着正常血压的"假面具"，所以被称为"隐蔽性高血压"，也叫"假面具高血压"。它包括以下三种类型：

（1）夜间高血压——夜晚睡眠时血压高

根据上面讲的一天中血压的变化可知，血压一般白天比较高，夜晚睡觉时会低些。一天之内的这种变动，是由自主神经所调节的。人体在活动较多的白天提高血压，让血液能输送到身体的每个角落，创造适合活动的体内环境。在睡眠时，由于最低限度的血液供应也就足够了，因此就降低了血压。但有时候，即使到了夜晚，血压也不能降低到适当的程度，甚至比起白天反而升高了，这就是"夜间高血压"。夜间高血压的背后，除了肥胖、糖尿病外，还有可能隐藏着睡眠呼吸暂停综合征（睡眠时鼾声较严重，呼吸会时不时停止）等疾病。

通常，夜间血压会下降，血管的负担减轻，从而可以得到休息，但如果夜间血压一直处在高的状态，将会持续给血管带来很重的负担，这样一来血管就容易受伤，容易引发脑卒中、缺血性心肌病等由血管问题引起的疾病。

当怀疑有睡眠呼吸暂停综合征时，建议去呼吸科、心内科、睡眠门诊、耳鼻喉科等就诊。医生会进行问诊，或进行"多导睡眠监测"等，以检查睡眠时的脑波与呼吸的变动。

（2）晨间高血压——早晨血压高

对血压进行调整的自主神经，分为让身体处于紧张状态的交感神经，以及让身体放松的副交感神经。在夜里，副交感神经处于优势，而到了早上，交感神经的作用占了优势，使血管收缩，血压升高，心率加快，让身体处于活动状态。因此，早晨的血压本来就比较高。但如果起床时的血压特别高，就称为"晨间高血压"。此时是脑卒中、心肌梗死等疾病最容易发作的时间段，因此，晨间高血压可以说是一种容易引发重大疾病的危险高血压。

夜间持续型高血压的风险更高

同样是晨间高血压，也可以分为"晨间上升型"和"夜间持续型"两种，前者是指一到早晨血压就突然上升的情况，后者则是指从夜间睡眠时一直到早晨血压都高的状态。相比之下，夜间持续型的危害更大。晨间上升型的血压仅仅在早晨高，血管的负担还不是那么大。但是夜间持续型在通常血压不高的夜间也很高，血管受到的损伤也就会相应增大。

（3）职场高血压——上班时血压高

有一种类型的高血压表现为在医院测定的血压并没有多大问题，但日常白天的血压却很高，其中有代表性的就是职场高血压。

血压容易受到身心压力影响，其中，有关工作的压力是最难以消除的。职场高血压往往容易发生在工作特别繁忙、人际关系复杂、压力繁重的工作环境中，这样的人离开工作单位去医院，候诊时间反而是最宝贵的休息时间，由于身心放松，血压下降，医院测量血压时，就会得出正常血压的结论。

吸烟的人尤其要注意

烟瘾大的人也是白天血压会上升的类型。吸烟时，血管收缩，血压上升。如果不停地吸烟，血压升高的时间也会变长。但是，在医院内体检或进行其他检查时，往往不会吸烟，因此在医院中测定的血压也就没有异常。工作总是十分繁忙的吸烟人士，尤其要多加小心。

五、如何正确测量血压

测量血压前 30 分钟内，不喝咖啡，不吸烟，不饮酒，不饮浓茶，排空膀胱，测量前安静休息 5 分钟。

运动后、饱餐后不能马上测量血压，要休息 15 ～ 30 分钟后再测。

测量血压时，一般取坐位，而且双腿不可交叉，双脚自然放平。座椅要舒适，最好有靠背。测量时裸露上臂，衣服的袖口不能紧勒上臂，前臂平放在桌面上。袖带与心脏处于同一水平。

测量血压时，心情应平静，呼吸要平稳，不要和人说话，不要东张西望，等等。

为保证血压测量的准确性，要选择适当大小的血压计袖带。袖带大小应适应患者的上臂臂围，要求至少应包住80%的上臂。袖带不能绑得太松，也不能太紧，以可以插入一个手指为标准。袖带的下缘应该在肘窝以上2～3cm处。

血压至少要测量两次，中间间隔1～2分钟。如果两次的读数相差5mmHg以上，需要再测量一次，以3次读数的平均值作为最终的血压测量结果。

记录时，高压在前，低压在后，中间用"/"隔开，并且写上记录的时间和日期。

六、测量准确的血压有哪些方法

1. 跟踪一天内血压变动的 24 小时动态血压

在隐蔽性高血压中，睡眠时血压升高的夜间高血压，以及在工作时血压升高的职场高血压很难在医院的血压测定中检查出来，甚至要在家庭血压的测定中把握血压的变化也是件非常困难的事。因此，当怀疑患有这些隐蔽性高血压时，可以使用动态血压计，进行24小时不间断的血压检测。

动态血压计的主机可以直接放在胸前的口袋中，较轻的型号重量只有240g左右。除了洗澡时外，可以把这个计测器放口袋等处，把环套缠在手臂上度过整天。血压计每15分钟就会自动测定血压，在睡眠时也能测定，不过有些人可能会因为血压计每15分钟一次的启动而睡不好。因此，也可以设定让血压计在睡眠时每30分钟测定一次。测量出来的血压和脉搏的数值会自动储存在血压计里。这样就能清楚地把握血压在一天之内的变动情况了。这种 24 小时血压测定最大的好处就是可以知道睡眠时的血压状态。现在已经知道，睡眠时血压高的人，更容易发生脑卒中等疾病。

2. 测定家庭血压

在家中，在完全放松的情况下所测得的血压，称为"家庭血压"。在家庭中进行血压测定，可以及时发现医院量血压不能发现的"白大衣型高血压"和"隐蔽性高血压"，尤其是能发现在医院表现为正常值的"隐蔽性高血压"，这是测量家庭血压最重要的好处。而且，通过持续性的家庭血压测定，可以了解长期的血压推移过程。服用降压药时，也便于判定药效。

家庭血压怎么测量

每天在早餐前及就寝前分别测定 1 次是最理想的。家庭血压的测定，最理想的是每天 2 次，早晚各 1 次。

早晨要在早餐之前进行测定。早晨的血压通常是一天之内最高的，如果这时数值不高，也就基本上不需要担心了。如果正在服用降压药，一定要在服药前测量。这样就能判定药效是否能持续到早上。

晚上最好在就寝前测量。睡眠时的血压原本应该是最低的，但是也有人这时血压高。睡眠状态下是无法测量的，但通过就寝前的血压可以推测夜间的血压。晚上测量血压时，要避开饮酒之后和洗澡之后的时间段，因为这段时间血压会暂时下降。如果你这一天饮酒或洗澡了，也可以暂时不测量。

过多的测量也许反而会成为一种压力。有些人当出现一个稍微高一点的血压值时，就会一遍又一遍地测量。但是，血压总是在不断变动的，无论测多少次，也不会变成自己想要的血压值。过于在乎数值，就会成为一种压力，可能出现导致血压上升的"血压焦虑症"。家庭血压通常比门诊血压要低，诊室血压 140/90mmHg= 家庭血压 135/85mmHg。

3. 有创血压监测

无创血压监测具有操作简单、无痛苦、安全等特点，在临床得到广泛应用。但无创血压监测易受不同因素的干扰，从而影响血压测量值的准确性。有研究发现，对于血压正常或偏高者，可采用无创自动血压连续监测，但对于血压偏低或血压波动较大者，应在无创自动血压连续监测的前提下，必要时行有创血压监测，以准确判断病情。有创血压因其独特的优势，在急救、心血管外科和重症监护病房以及手术麻醉中广泛应用。

（1）有创血压是怎样测量的

有创动脉压监测法是经过周围动脉插管直接测量动脉内压力的一种方法。可通过换能器测量血管内整个心动周期的压力变化，连续监测收缩压、舒张压及平均动脉压，并将其数值和波形显示于监护仪荧光屏上。从而直接感知血液内的压强，测量动脉腔内压力。它不受人工加压、减压、袖带宽度及松紧等外界因素的影响，能够及时、持续、准确和直观地反映血压的变化，可以捕捉血压瞬间的变化。

（2）有创血压监测在什么时候用

病情危重、复杂手术及各类休克、严重创伤、多脏器功能衰竭时最好采用直接有创动脉压监测，以便随时发现病情变化。因为有创血压监测能够及时、持续、准确和直观地反映血压的变化，可以捕捉血压瞬间的变化，从而使手术或危重患者的血压变化能够及时准确地得到处理和救治，为病情的判断和药效的评价提供可靠的依据，不但可以确保测压的准确性，而且可以即刻观察到麻醉和治疗药物引起的血压变化，使麻醉医生能在第一时间迅速做出判断和处理，从而大大提高麻醉手术的安全性以及危重患者的救治成功率。

七、如何选用家用血压计

1. 选择什么样的型号

家用血压计有各种不同的类型。大致上可分为在上臂测量、在手腕测量和在手指上测量三种。最好选择在上臂测量的类型。在手腕和手指上测量的类型虽然携带非常方便，但是对于血压高的人或老年人，可能测出的值要低于在上臂测量所得的值。至少对于高血压患者和疑似患者来说，还是应该选择在上臂测量的型号。

2. 家用血压计测量的精确度会降低吗

购买后 3 年以上要进行检测。经过 3 年左右的使用，家用血压计测量的精确度可能会降低。可以请医生将测量值与专家所用的水银血压计的测量值进行比较。有些厂家还能为产品提供精度检查服务。缠在手臂上的环套部分，是最容易磨损的，如果出现老化，请咨询厂家更换。

八、脉压大是怎么回事

血压的高压和低压之差称为"脉压"。你的脉压大约是多少呢？ 曾有一个时期，人们认为低压也就是舒张压较高是不好的，但现在人们知道了，最不好的就是脉压较大的情况。研究发现，脉压太高的话，动脉硬化会不断发展。随着年龄的增长，收缩压（高压）会不断升高，舒张压（低压）会不断下降。舒张压是由积蓄在大动脉中的血液流出时产生的，随着动脉硬化的发展，大动脉逐渐失去弹性，泵出力减弱，因此，舒张压就会不断下降。其结果，收缩压升高、舒张压下降，脉压也就越来越大了。

脉压在 65mmHg 以上容易患脑卒中及心肌梗死。

当脉压较大时，动脉硬化不断发展，可以说是易发脑卒中及心肌梗死的危险状态。在长期的跟踪调查中也发现，脉压大的人患心肌梗死的概率更高。如果收缩压（高压）140mmHg 以上，并且脉压在 65mmHg 以上，就要小心了。

发生动脉硬化的原因是什么

年龄增长：随着年龄的增长，动脉硬化更容易出现。

高血压、糖尿病、高脂血症、肥胖等疾病。

暴饮暴食、运动不足、精神压力等生活因素。

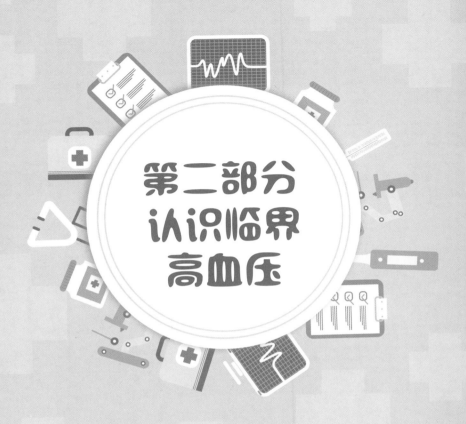

第二部分
认识临界
高血压

一、高血压是怎样发现的

1. 第一代高血压标准为 160/95mmHg

1896 年第一台血压计诞生了，人类从此开始了高血压研究之路。然而，高血压的危害最初并不是医生发现的，在《希氏内科学》中曾这样描述："当医生还在拍着患者肩膀告诉他血压高没有问题的时候，保险公司已经对血压高的、肥胖的、尿里有蛋白的人加钱了。"当时美国的保险公司对人群寿命值的评估做了统计，发现了血压值 140/90mmH 的人在 20 年后比血压值 120/80mmHg 的人死亡率高 1 倍，而血压值 160/95mmHg 的人比血压值 120/80mmHg 的人死亡率高 2.5 倍。医学界根据保险公司的观察结果，为了找到治疗高血压的规范，人为地将血压 160/95mmHg 定为"高血压标准"。

2. 第二代高血压标准为 140/90mmHg

随着高血压研究的深入，人们清楚地认识到，高血压一旦控制不佳将导致心脑血管病的发病率、死亡率急剧上升，对健康有巨大危害。1998 年第七届世界卫生组织／国际高血压联盟的高血压大会在日本召开，在此次会议上，各国专家都提到 160/95mmHg 的高血压诊断标准定得过高，并未有效阻止高血压人群心脑血管事件的发生，最后一致同意凡是血压达到了 140/90mmHg 就能确认为高血压，可以开始药物治疗。1998 年世界卫生组织制定的这一高血压诊断标准一直沿用至今。我国从 2004 年制定的《中国高血压防治指南》一直到 2018 年的《中国高血压防治指南》，均基本采用了世界卫生组织诊断高血压的标准，即 3 次检查核实后，收缩压 ≥ 140mmHg 和（或）舒张压 ≥ 90mmHg，当患者收缩压与舒张压分属不同级别时，应按两者中较高的级别分类。

血压标准是人为划的界限，它会随着对血压的进一步认识而不同。过去认为随着年龄的增长，收缩压和舒张压均有增高的趋势，不同的年龄组其数值是不同的，尤以收缩压更明显。而现在有资料表明，无论处于哪个年龄组，收缩压超过 160mmHg 都会增加脑卒中、心肌梗死、肾功能衰竭的危险性和死亡率。

目前认为，成人的最佳血压范围是收缩压 90 ～ 119mmHg，舒张压是 60 ～ 79mmHg。人体的血压水平随着年龄的增长会逐渐增高，并以收缩压升高较为明显，而不同个体之间血压有较大的差异。血压分级见表 2-1。

表 2-1　血压分级

血压分级	数值（和或）
理想血压	收缩压：<120mmHg 舒张压：<80mmHg
正常高值血压 （临界高血压）	收缩压：120 ～ 139mmHg 舒张压：80 ～ 89mmHg
一级高血压	收缩压：140 ～ 159mmHg 舒张压：90 ～ 99mmHg
二级高血压	收缩压：160 ～ 179mmHg 舒张压：100 ～ 109mmHg
三级高血压	收缩压 ≥ 180mmHg 舒张压 ≥ 110mmHg

临界高血压中西医防治问答

二、什么是临界高血压

在 40 ～ 70 岁的人群中，心脑血管病死亡率与血压高低有明显的关系，当血压＞ 115/75mmHg 时，收缩压每升高 20mmHg 或舒张压每升高 10mmHg，冠心病和脑卒中的死亡率足足升高 2 倍；在年龄＞ 55 岁人群中，血压＞ 120/80mmHg 者有 90％以上将发展为临床高血压。另外，研究也证实，血压为（120 ～ 139）/（80 ～ 89）mmHg 的人群比血压＜ 120/80mmHg 的人群发生临床高血压和冠心病的风险显著增加。

基于以上这两项研究，2003 年美国高血压预防、检测、评估与治疗联合委员会第七次报告（JNC7）首次提出了"高血压前期"这一新定义，指未使用降压药物，两次或两次以上不同时间测得的收缩压为 120 ～ 139 和（或）舒张压为 80 ～ 89mmHg 定义为"高血压前期"，即临界高血压。

而根据中国流行病学数据分析，在 2005 年、2010 年及 2018 年的《中国高血压防治指南》中将血压在（120 ～ 139）/（80 ～ 89）mmHg 范围称为"正常高值血压"，即临界高血压，它同样不是一个具体数值，而是一个区间。临界高血压是指在无降压药物治疗前提下，收缩压 120 ～ 139mmHg 和（或）舒张压 80 ～ 89mmHg，是理想血压与高血压之间的过渡状态。它一般没有明显的身体不适，只是血压波动在正常高值范围。

三、如何诊断临界高血压

1. 临界高血压的诊断标准是什么

临界高血压是指无降血压药物治疗的前提下两次或两次以上坐位测量的收缩压在 120 ～ 139mmHg 和（或）舒张压在 80 ～ 89mmHg，即从正常血压到确诊高血压的过渡阶段。

2. 诊断临界高血压要注意什么

明确临界高血压的危险因素。

是否存在靶器官损害。

排除继发性血压升高。

（1）临界高血压的危险因素有哪些

目前国内外研究发现的临界高血压危险因素有：年龄、超重／肥胖、高盐饮食、吸烟、饮酒、腹型肥胖、糖尿病、空腹血糖受损、代谢综合征、高胆固醇血症等。也有研究发现，临界高血压与多种炎症标志物相关。另有国外学者发现临界高血压与氧化应激状态亦存在重要关系，临界高血压患者总的抗氧化能力降低。临界高血压与胰岛素抵抗有关，临界高血压者比正常血压者具有更高的胰岛素抵抗和蛋白糖基化水平。新近的研究发现，临界高血压与血尿酸水平之间也呈明显的相关性，临界高血压患者血尿酸水平明显高于正常血压者。

（2）是否存在靶器官损害

临界高血压可能合并靶器官损害，实验室检查可帮助了解靶器官的功能状态，有利于治疗时正确选择药物。血常规、尿常规、肾功能、尿酸、血脂、血糖、电解质（尤其血钾）、心电图、胸部 X 线摄片和眼底检查均应作为高血压患者的常规检查。

3. 需要与哪些疾病进行鉴别诊断

（1）慢性肾脏疾病

慢性肾小球肾炎、慢性肾盂肾炎、多囊肾和糖尿病肾病等均可引起高血压。这些疾病早期均有明显的肾脏病变的临床表现，在病程的中后期出现高血压，至终末期肾病阶段高血压几乎都和肾功能不全相伴发。因此，根据病史、尿常规和尿沉渣细胞计数不难与原发性高血压的肾脏损害相鉴别。肾穿刺病理检查有助于诊断慢性肾小球肾炎；多次尿细菌培养和静脉肾盂造影对诊断慢性肾盂肾炎有价值。糖尿病肾病者均有多年糖尿病病史。

（2）嗜铬细胞瘤

嗜铬细胞瘤会释放出大量儿茶酚胺，引起血压升高和代谢紊乱。高血压可为持续性，亦可呈阵发性。阵发性高血压发作的持续时间从十多分钟至数天，间歇期亦长短不等。发作频繁者一天可数次。发作时除血压骤然升高外，还有头痛、心悸、恶心、多汗、四肢冰冷和麻木感、视力减退、上腹或胸骨后疼痛等。典型的发作可由于情绪改变如兴奋、恐惧、发怒而诱发。血和尿儿茶酚胺及其代谢产物的测定、酚妥拉明试验、胰高血糖素激发试验、可乐宁抑制试验、灭吐灵试验等药物试验有助于做出诊断。

（3）原发性醛固酮增多症

病因为肾上腺皮质醛固酮瘤或增生所致的醛固酮分泌过多，典型的症状和体征如下：①轻至中度高血压；②多尿尤其夜尿增多、口渴、尿比重下降、碱性尿和蛋白尿；③发作性肌无力或瘫痪、肌痛、搐搦或手足麻木感等。凡高血压者合并上述3项临床表现，并有低钾血症、高血钠性碱中毒而无其他原因可解释的，应考虑本病之可能。实验室检查可见血和尿醛固酮升高，血浆肾素活性降低。

（4）睡眠呼吸暂停综合征

这是一种表现为睡眠期间反复发生的以咽部肌肉塌陷为特点的呼吸紊乱综合征，可引起低氧血症、高碳酸血症，甚至心、肺、脑多脏器损害。已公认该症使心血管疾病的发病率和死亡率增加，也是引起高血压的独立危险因素。发生率达40%，且高血压的程度和呼吸暂停的严重度相关，如不能有效治疗本症，则血压也难以控制。本症的诊断主要依据临床表现和多导睡眠图检查。有不明原因的白天重度嗜睡，响亮鼾声，睡眠时窒息、憋气，夜间频繁觉醒，睡眠不解乏、白天疲乏以及注意力难以集中者，应考虑本病的可能性。

（5）肾血管疾病

肾动脉狭窄是继发性高血压的常见原因之一。如临床上高度怀疑本症，应做进一步检查，包括：①超声检查：双功能多普勒结合B超和多普勒，敏感性和特异性均在80%以上；②核素检查：应用卡托普利后做肾图检查或肾动态扫描，诊断本症敏感性和特异性可达70%～98%；③CT或磁共振血管成像术：其敏感性和特异性达90%以上；④肾动脉造影：这是确诊肾动脉狭窄的"金标准"。

（6）库欣综合征

本征由肾上腺皮质分泌过量糖皮质激素（主要为皮质醇）

所致。高血压为常见合并症。下列临床表现有助于诊断：①有向心性肥胖、满月脸、多血质外貌、宽大皮肤紫纹、皮肤菲薄、痤疮和骨质疏松等典型表现；②皮质醇昼夜节律消失；③ 24 小时尿游离皮质醇测定或 24 小时尿 17– 羟皮质类固醇测定高于正常；④小剂量地塞米松抑制试验呈现不抑制反应；⑤胰岛素诱发的低血糖（2.22mmol/L）应激不能引起血促肾上腺皮质激素及皮质醇水平显著升高。长期应用较大剂量的糖皮质激素亦可产生库欣综合征的类似表现。

（7）主动脉缩窄

这是一种以躯体上半部分高血压、下肢低血压为特征的阻塞性主动脉病变。阻塞部分多在主动脉峡部，相当于左锁骨下动脉起始的远端和动脉导管连接于降主动脉的水平。如患者血压异常升高，或伴胸部收缩期杂音，应怀疑本病存在。血压水平随年龄变化大，老年患者血压较高，上肢脉压增大，而下肢脉压缩小，颈动脉强烈搏动，在胸骨上窝较显著。主动脉造影可明确狭窄段范围及周围有无动脉瘤形成。此外，CT 和磁共振血管成像术亦有助于明确诊断。

（8）药源性血压升高

药物所致的高血压也是继发性高血压的常见原因。一些药物不仅可使血压正常者血压升高，也可使原有高血压加重，诱发高血压危象，或成为难治性高血压；还可增加心脑血管病的发病率和病死率。

四、临界高血压和高血压是什么关系

高血压有一个从正常血压到高血压的演变过程，每一位高血压患者都会经历临界高血压，并且临界高血压时间不短。中国 2012—2015 年的流行病学调查显示：中国成年人群中有 23.2%（约 2.445 亿人）患有高血压，41.3%（约 4.353 亿人）属于临界高血压，临界高血压人群 10 年后心血管病风险比血压水平在 110/75mmHg 以下的人群增加 1 倍以上。

五、临界高血压发病的危险因素有哪些

我国人群高血压发病重要危险因素包括遗传因素、年龄及多种不良生活方式等多方面。人群中普遍存在危险因素的聚集，随着高血压危险因素聚集的数目和严重程度增加，血压水平呈现升高的趋势，高血压患病风险增大。

1. 为什么高盐饮食人群血压容易高

目前世界范围内的许多关于盐与高血压的关系资料均表明，盐的摄入量与高血压呈正相关，即人群摄入食盐量越多，血压水平越高。我国研究也显示，北方人食盐的摄入量多于南方人，高血压的发病率也呈北高南低趋势。

食盐的主要成分是氯化钠，当人体摄入过多盐时，就会导致体内的氯化钠的含量增高，血液中钠的含量过高，而为了将钠保持在正常水平，就会由于平衡渗透压的作用让血液中含有的水分增多，饮水量会增加，肾脏会减少排尿，这就使存留在体内的水分增加。这些水分滞留体内导致全身血液循环量增加，血管由此受到强大的压力，血压攀升。而身体每天对钠的代谢量是基本固定的，长期的高盐饮食就会导致体内的钠越积越多，自然血压也会越来越高，出现高血压的症状也就不足为奇了。另一方面，过多的钠盐还会通过提高

血管外周阻力来使血压升高。因为当钠离子在血管壁的细胞内含量增多时，会引起血管收缩，同时，大量钠离子进入血管壁的细胞内还会使血管壁发生水肿，导致血管腔变窄、血管外周压力增大。

2. 为什么肥胖人群血压容易高

研究发现，超重和肥胖与高血压患病率关联最显著，不仅取决于总体重，与脂肪分布也有关，通常大腹便便的向心型肥胖者患高血压的风险更高。不论是在高血压人群中还是在血压正常的人群中，均有体重与血压成比例增长的特点。也就是说，肥胖的人，他的血压会比正常人高一些。体重超标是患高血压的独立危险因素，体重每增加 12.5kg，收缩压可升高 10mmHg，舒张压升高 7mmHg。据统计，肥胖人群的高血压发病率是体重正常人群的 2～6 倍。对于儿童和青年人的调查结果显示：体重超标有发生高血压的可能；儿童时期的肥胖可能引起成年后患高血压。

肥胖对高血压的影响，是通过增加血容量负荷、胰岛素抵抗、外周血管阻力变化、体内肾素-血管紧张素系统、心房利钠素的变化以及类固醇激素的差异等因素导致的，这些因素对高血压的发生和加重都起到了重要的作用。肥胖者的皮下脂肪较厚，会使毛细血管大大扩充，增加血容量，血液循环量也相对增加，从而增加了血管的负荷。在正常心率下，心搏出量大为增加，心脏和血管的负担长期过重，会诱发左心肥厚，导致血压升高。如果是中心型肥胖的患者，脂肪会集中堆积在下腹部，内脏脂肪增多并在体内堆积，加重胰岛素抵抗。中心性肥胖同时还是动脉粥样硬化的危险因素，与高血压、冠心病的发生有着密切的关系。虽然肥胖容易导致高血压，但也有不少肥胖者的血压是正常的，这是因为每个机体的代偿能力不同，代偿能力好的人，虽然体重超标，但血压也能保持正常，但是，人体的代偿能力是有限的，一旦失代偿就会出现血压升高，因此，即使是血压正常的肥胖者也应予以重视。

3. 为什么吸烟人群血压容易高

吸烟是高血压、冠心病最显著的危险因素。近年来的统计发现，高血压的发病率在吸烟者和不吸烟者之间有相当大的差别。高血压患者，特别是舒张压高和血脂高的人，因为吸烟增加冠状动脉硬化风险，从而引起严重的高血压症状及并发症；已经得了高血压的患者，发生恶性高血压的危险性是不吸烟患者的 4 倍。据统计，吸烟 2 支 10 分钟后，肾上腺素和去甲肾上腺素的分泌增加，心跳加快，收缩压和舒张压均升高。

吸烟为什么会引起血压升高呢？目前认为主要是由烟雾中的有害物质，尤其是剧毒物质尼古丁引起的。有害物质对神经系统的麻痹作用使大脑皮层的生理功能失去平衡，自主神经系统发生紊乱，直接刺激或通过交感神经系统使心率加快、血管收缩及血压升高；有害物质还可造成血管内皮细胞的损伤，一方面促进或加重动脉粥样硬化，另一方面被损伤的血管内皮细胞释放缩血管物质使血压升高。研究资料证明，有吸烟习惯的高血压患者，对降压药物的敏感性降低，以致不得不加大用药的剂量。吸烟对血脂代谢也有影响，可使血中胆固醇、低密度脂蛋白升高，高密度脂蛋白下降，加快动脉粥样硬化的进程。

4. 为什么饮酒人群血压容易高

长期过量饮酒会增加患高血压的危险，限制饮酒与血压下降显著相关，饮酒量与血压水平呈正相关。国外有研究显示，饮酒每日超过 30mL（相当 600mL 啤酒、200mL 葡萄酒或 75mL 标准威士忌），其收缩压增高 4mmHg，舒张压可增高 2mmHg，并可使冠心病、中风的发病率和死亡率升高。

饮酒为什么会使血压升高呢？这是因为饮酒可使糖皮质激素和儿茶酚胺水平升高，影响细胞膜的稳定性，造成细胞内钙浓度增高而引起血压升高。此外，饮酒还可增加降压药物的抗药性。另有研究发现，长期大量饮酒还会造成心肌细胞损害，使心脏扩大而发展为心肌病；还可诱发酒精性肝硬化，并加速动脉粥样硬化。因此，已有高血压或其他心血管疾病的患者一定要忌酒。目前相关研究表明，即使对少量饮酒的人而言，减少酒精摄入量也能够改善心血管健康，降低心血管疾病的发病风险。

5. 为什么精神紧张的人血压容易高

调查发现，从事紧张度高的职业的人，如司机、售票员，易发生高血压。高血压病在从事注意力高度集中、精神紧张的工作，又缺少体力活动者中容易发生。社会因素包括社会结构、不同的经济条件、职业分工和各种社会生活事件等。心理因素包括各种不良的心理应激如经常性情绪紧张、各种负性情绪（焦虑、恐惧、愤怒、抑郁等）以及 A 型性格特征等。心理因素对高血压的致病作用不容忽视。为什么精神紧张的人容易出现血压升高呢？

情绪属于高级神经活动。人在情绪激动时交感神经张力增加，引起交感神经兴奋使交感神经和肾上腺系统的活动明显增强，此时，不仅交感神经末梢所释放的神经介质——去甲肾上腺素增多，由肾上腺髓质分泌入血液的肾上腺素量也大大增加。在交感神经和肾上腺素的共同作用下，一方面，心脏收缩加强、加快，心输出量增多；另一方面，身体大部分区域的小血管收缩，外周阻力增大。由于心输出量增多和外周阻力加大，于是血压升高。稍安静后一方面来自大脑皮质的神经冲动减少，交感肾上腺系统的活动减弱，使血压有所下降；另一方面，当血压升高时，还可通过主动脉弓和颈动脉窦压力感受器反射，使血压恢复。正常血压波动，对这些压力感受器有一定的刺激作用，神经冲动分别沿主动脉神经和窦神经传入延髓，调整心血管运动中枢的紧张性，以保持动脉血压的相对稳定。长期情绪不稳定可能造成大脑中枢功能紊乱，引起血压调节失常，从而导致或加重高血压，不仅影响抗高血压药物的疗效还会使病情加重。

6. 有家族高血压病史的人血压容易高吗

高血压病是不是遗传性疾病，多年来一直为人们广泛关注，许多人通过大量事例对高血压与遗传的关系进行了深入细致的研究，结果发现：①双亲血压均正常者，子女患高血压的概率较低；父母一方患高血压，子女患高血压的概率偏高；而双亲均为高血压者，其子女患高血压的概率则更高。②高血压病患者的亲生子女和养子女生活环境虽一样，但亲生子女较易患高血压病。③孪生子女一方患高血压，另一方也易患高血压。④同一地区不同种族之间的血压分布及高血压患病率不同。⑤高血压产妇的新生儿血压要比正常血压产妇的新生儿高。⑥动物实验研究已成功建立了遗传性高血压鼠株，繁殖几代后几乎全部发生高血压。⑦嗜盐、肥胖等与高血压发病有关的因素也与遗传有关。

7. 为什么血糖高的人血压容易高

很多高血压患者，特别是肥胖型高血压患者常伴有糖尿病，而糖尿病也较多地伴有高血压。

那么，糖尿病患者为什么容易发生高血压呢？这是因为：①由于糖代谢紊乱可加速肾动脉和全身小动脉硬化，使外周阻力增加，血压升高。②高血糖可使血容量增加，肾脏超负荷，水钠潴留，最终可引起血压升高。血压升高与心输出量及外周阻力有关。心输出量增加不伴有外周改变即可引起血压升高；外周阻力增加不伴有心输出量或血容量改变，也可使血压升高。而糖尿病患者这两种变化都有，所以会使血压迅速升高，并引起严重并发症。

另一方面，高血压又可加重糖尿病引起的损害，包括它对小血管和肾脏的影响，形成恶性循环，为了打断此恶性循环，必须积极控制糖尿病，尽量改善机体组织对胰岛素的敏感性，同时还应有效地控制血压，使之回到正常范围，但应避免使用影响胰岛素代谢的降压药物，如利尿剂氢氯噻嗪等。此外，适当运动和减轻体重也是防治高血压和糖尿病非常重要的措施。一方面可改善机体组织对胰岛素的敏感性，减少胰岛素和其他降糖药的剂量；另一方面对轻、中度高血压有明显的降压作用，因此对糖尿病合并高血压者，应坚持适当运动和控制体重等非药物治疗。

8. 服用药物会引起血压升高吗

患者可能会因其他疾病而口服药物治疗，某些药物在治疗这些疾病的同时，也可能带来一些不良反应。下列药物可能引起血压升高：

（1）解热镇痛抗炎药物

如吲哚美辛、保泰松等，临床可用来缓解风湿性关节炎、骨性关节炎等症状，可减轻疼痛、红肿等。但它们还可引起水钠潴留，抑制前列腺素合成，使血管趋向收缩而致血压升高。

（2）激素类药物

肾上腺糖皮质激素药物如泼尼松、地塞米松及甲基或丙基睾酮等，此类药物在临床上应用非常广泛。这些药物也可引起水钠潴留，导致循环血量增加，引起血压升高。甲状腺激素类药物则能使交感神经系统兴奋，引起血压升高，还可能加重已有的心血管疾病。

（3）避孕药

口服避孕药可通过增强肾素 - 血管紧张素系统的活性，刺激肾上腺皮质激素释放，引起水钠潴留而导致血压升高。

（4）其他可能引起高血压的药物

如肾上腺素、去甲肾上腺素、哌甲酯以及甘草片等。此外，有些药物如普萘洛尔、甲基多巴等，患者长期使用后突然停用，就可导致血压升高。

9. 是否还有其他危险因素

近年来大气污染因素也备受关注。研究显示，暴露于PM2.5、PM10、SO_2 和 O_3 等污染物中均会导致高血压的发生风险和心血管疾病的死亡率增加。

如何早期发现临界高血压

家里如果有高血压患者，建议家人也经常测血压。

闲暇时建议去药店或者单位医务室测量一下血压。

如果经常出现头痛头晕的症状最好定期检测血压。

无论男女，过了 35 岁就要定期体检测血压。

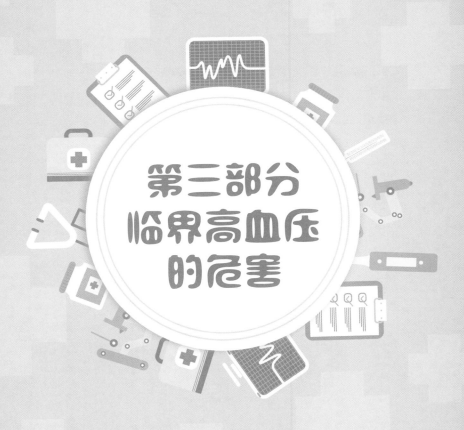

第三部分
临界高血压
的危害

《2017美国心脏病学会（ACC）/美国心脏协会（AHA）高血压指南》首次将普通人群高血压的阈值降为130/80 mmHg，下调的原因是，在许多Meta分析中，SBP/DBP值为（120～129）/（80～84）mmHg，与<120/80 mmHg相比，冠心病和中风的危险大大增加。我国流行病学研究表明，血压水平（120～139）/（80～89）mmHg与血压水平110/75mmHg的人群相比，10年后的心血管病风险至少增加了1倍；《2019日本高血压防治指南》指出，血压高于120/80mmHg人群心血管事件大为增加，血压超过120/80mmHg解释了50%的心血管疾病死亡、52%的中风死亡和59%的冠状动脉疾病死亡。同样根据日本一项24年随访数据，43%的心血管疾病死亡（中年男性为81%）可归因于血压水平高于120/80 mmHg。

　　临界高血压人群血压多波动于正常高值，由于缺乏特异性临床症状，致使临界高血压人群难以得到重视。也正因为如此，这种血压偏高的状态一直持续，危害就会愈演愈烈。研究表明，人群中临界高血压的发病率高，进展为高血压和心血管疾病的患病率就高，其伴随的心血管危险因素也高，部分人群已经存在血管、心、脑、肾等靶器官损害。临界高血压不再是单纯血压数值的升高，而是血压升高到临床高血压水平之前机体已经出现血管功能及结构改变、心肌重构、代谢障碍等，临界高血压是引起高血压及心血管疾病的独立危险因素。

一、临界高血压的发生率高吗

临界高血压是世界范围内发达国家和发展中国家跨越年龄、性别、种族和地理界限的一种常见疾病，在不同国家和地区的人群中都有着相当高的患病率。根据《中国心血管健康与疾病报告（2020）》，我国成年居民血压正常高值检出率为39.1%，估计我国血压处于正常高值的人数约为4.35亿。韩国蔚山大学一项纳入11754例20岁以上韩国受试者的研究发现：临界高血压总体患病率为36.8%，男性（48.5%）明显高于女性（29.2%）。伊朗针对2818例年龄在15～65岁受试者的研究发现：临界高血压的患病率为47.3%，其中男性（52.9%）高于女性（41.8%）。

二、临界高血压会引起血管病变吗

无论是心绞痛、心肌梗死还是脑卒中，都是人体血管病变发展至终末期的表现，而高血压所致的血管病变的发展是一个漫长的过程。从最初的动脉内皮功能障碍、动脉僵硬度的增加，到动脉壁出现肉眼可见的脂质条纹，在体内炎性因子的复杂作用下脂质条纹逐渐发展为动脉粥样斑块，最后粥样斑块造成血管狭窄甚至斑块破裂导致血管腔完全闭塞引起上述急性心脑血管事件，大约需要十几年至数十年的时间，因此早期发现血管的亚临床改变，可以降低急性心脑血管事件的发生率。

（1）大动脉顺应性下降

高血压早期的血管损害主要表现为大动脉顺应性下降、

小动脉硬化及血管重构。脉搏波速度（PWV）是反映大动脉顺应性的重要指标，一般来说，PWV 越快，动脉的弹性越差，僵硬度越高；反之，PWV 越慢，动脉弹性越好，血管硬度越低。我国的一项研究显示在临界高血压的患者中已经存在显著动脉顺应性的改变，PWV 随血压的升高而加快，颈桡动脉 PWV、颈股动脉 PWV 在正常人组、临界高血压组及轻型高血压组 3 组人群的比较中有显著的统计学差异。动脉硬度增加和血压升高是互为因果且相互作用的，因此对于临界高血压动脉硬度的评价，是预测高血压进展的可靠方法。

（2）颈动脉粥样硬化

内膜中层厚度（IMT）也是一种早期反映大动脉硬化的无创性指标。颈动脉作为大动脉的一个窗口，颈动脉 IMT 可定量和定性地反映早期血管病变。我国《高血压防治指南》（2018 年修订版）明确指出，IMT>0.9mm 或出现动脉粥样斑块是靶器官损害的表现。研究显示，与正常血压组比较，临界高血压组的颈动脉 IMT 增厚。除去性别、年龄、BMI、总胆固醇、降压治疗和糖尿病等因素后，临界高血压仍是独立的与更高 IMT 相关的危险因素。所以临界高血压颈动脉内膜中层厚度（IMT）已经开始发生改变，随着血压的增高，IMT 逐渐增大，动脉粥样斑块增多。

（3）血流储备受损

冠状动脉血流储备（CFR）受损是指冠状动脉最大扩张时血流量与静息状态血流量的比值，反映冠状动脉循环最大供血潜在能力。CFR 降低能准确提示心肌缺血或者冠状动脉微循环损害。有研究通过经胸多普勒超声心动图检测临界高血压受试者、高血压患者和血压正常健康志愿者的 CFR，结果：高血压组的 CFR 显著低于临界高血压组和正常对照组，临界高血压组的 CFR 显著低于正常组，并发现临界高血压和高血压是 CFR 降低的显著预测因素，提示临界高血压受试者的 CFR 受损，但受损程度较高血压患者低。另有研究发现，中青年普遍存在的临界高血压与 20 年后冠状动脉硬化相关。35 岁以前保持收缩压 <120mmHg 对以后的健康有很大好处。

三、临界高血压会影响心脏吗

研究发现，人群血压水平与心血管事件发生率呈连续性正相关，特别是血压在（130 ～ 139）/（85 ～ 89）mmHg 的人群以及合并糖尿病或者是糖耐量异常的人群。一项涉及 11116 人、历经 10 年的随访研究发现，临界高血压人群与血压正常人群相比心肌梗死发生率显著增高，而与脑卒中发作则无显著性差异。在临界高血压阶段，随着血压水平的升高，心电图异常的发生率明显增加。临界高血压人群与正常血压人群相比，10 年冠心病事件的发病风险增加 31%。

通过对正常血压人群、临界高血压人群、高血压人群的比较研究发现，临界高血压人群及高血压人群的心脏左室质量及结构与正常血压人群有显著差别。正常血压人群的左室收缩与舒张功能与高血压人群有显著差别，但与临界高血压人群无显著差别。这表明，临界高血压人群已经有左心室结构的异常及心肌肥厚。有研究显示，在 14 ～ 39 岁的青年中，高血压与临界高血压具有更大的左室壁厚度、左室质量以及相对室壁厚度，左室肥厚的发生率为血压正常者的 2 ～ 3

倍。有研究检测了 1005 名成年人的超声心动图，比较基线期及 10 年后正常血压与临界高血压组的数据变化。最终结果表明，临界高血压与左室向心性重构和左室肥厚的发生率增加相关。临界高血压者存在心脏左室收缩舒张功能轻微受损，还存在着电生理自律性的改变。

四、临界高血压会影响肾脏吗

（1）微量白蛋白尿

微量白蛋白尿是检测慢性肾功能损害的敏感指标。血管内皮功能减退是心血管疾病的共同作用环节，同时也是微量白蛋白尿产生的病理学基础。高血压通过对微循环及血流动力学的作用导致肾脏微血管的结构发生改变，促进白蛋白穿过肾小球基底膜，从而产生微量白蛋白尿。有研究采用免疫放射法检测受检者清晨尿，2678 名临界高血压患者均无糖尿病或高血压病史，临界高血压组微量白蛋白尿发生率高于正常血压组；多因素回归分析显示，临界高血压与微量白蛋白尿呈显著独立相关，血压水平与微量白蛋白尿之间有显著相关性。

（2）肾动脉硬化

一项肾动脉硬化与血压水平的相关性研究发现，高血压及临界高血压个体肾动脉硬化的发生率明显增加，临界高血压与肾动脉硬化、微血管透明样变具有明显相关性。该研究提示，无论临界高血压者是否合并其他靶器官损伤表现，均可能存在明显的肾动脉硬化情况。

五、临界高血压与代谢综合征有什么关系

临界高血压与代谢综合征的联系是紧密的。美国国家胆固醇教育计划（NCEP）所定义的代谢综合征，其中一项标准即是血压＞130/85mmHg。在同时患有临界高血压与代谢综合征的患者中，二者会共同导致心血管疾病发病风险增加，特别是冠心病和心力衰竭。

近年来研究显示，临界高血压人群中代谢综合征的发病率明显高于正常人群，常伴有胰岛素抵抗。临界高血压人群血糖、总胆固醇、低密度脂蛋白胆固醇（LDL-C）、三酰甘油（TG）、体重指数（BMI）水平显著高于正常血压者，而高密度脂蛋白胆固醇（HDL-C）水平则低于正常血压者。多代谢异常被认为是心血管疾病的先导，同时临界高血压患者存在的血流动力学与流变学异常也可导致心血管受损，即使无证据显示存在高血压，也可能有潜在的靶器官损害。

在代谢综合征的众多症候群中，糖尿病与临界高血压的关系尤其值得关注。研究发现，临界高血压患者的糖尿病患病率为12.4%，血压正常者的糖尿病患病率为5.6%，临界高血压患者更易患糖尿病。究其原因，可能与常伴有胰岛素抵抗有关。一些研究发现，临界高血压受试者的胰岛素和胰岛素抵抗指数较对照组明显升高。目前，仍需更多的研究以明确临界高血压与糖尿病的关系。

第四部分
临界高血压
的治疗

一、为什么要对临界高血压进行治疗

临界高血压人群中有超过一半的人最终将发展为高血压。高血压影响着全球 13.9 亿人，每年会导致超过 780 万人死亡。此外，也有研究表明，可能在临床高血压水平之前，临界高血压患者的身体已经出现血管功能及结构改变、心肌重构等靶器官损害，临界高血压也是引起心血管病的独立危险因素。疾病是一个"孕育"的过程，根据疾病的发生发展规律，任何疾病都应该有其相应的病前状态。在疾病发生之前，有许多人在不同程度上处于这个状态，它们有时接近健康，有时接近疾病；有的因症状不突出而被忽略，一旦进入疾病期，预后就变差，还有的在病前状态已经影响到自身的生活质量。

西医学研究虽然有一系列重大突破，对于延长人的寿命、减少疾病的发生和死亡起了重要作用。但临床仍有一些严重威胁人类健康和生存的慢性疾病无法得到根治，只能控制或者缓解，加之对生存质量的要求不断提高，迫使人们对健康关注的焦点转移到了疾病前状态。许多疾病就像行驶的列车，一旦启动，常常只能向前行进，多半是有去无回，所不同的是行进速度的快慢。而疾病前状态不一样，其具有可控性，若及时诊断和有效干预，对于预防疾病和恢复健康都具有重要的临床意义。临界高血压还未进展为高血压，此时正是治疗的最佳阶段，若此时进行有效干预，对于降低高血压发病率、减少心血管疾病发生发展、长期改善生活质量、节约社会医疗资源、减轻社会及家庭负担，均有重大的现实意义！

二、治疗临界高血压的基本目标是什么

临界高血压患者最后可出现三种结果：一种是正式加入高血压患者的行列；另一种是维持现有状态不变；还有一种是通过积极干预恢复正常。根据临床观察，临界高血压人群如果放任其发展，超过一半的人最终将发展为临床高血压。但如果对这类人群做适当的干预，如生活方式的干预（适当控制饮食、增加运动），则会大大降低高血压发病率。

由临界高血压的三种转归可知，治疗的目标就是降低血压水平，达到理想血压状态，恢复健康；或延迟临界高血压进展为高血压的时间，最终避免或减轻靶器官损害。显然，第三种结果是我们治疗的理想目标，而且研究表明，实现的机率很大。

三、青春期血压高需要治疗吗

1. 什么是青春期高血压

当人在十三四岁时，其血压已接近成年人，如处于安静状态时，血压高于140/90mmHg，就可以认为是血压偏高，称为青春期高血压。而引起青春期血压高的主要原因是，青春期身体各器官系统迅速发育，心脏的发育使心脏收缩力大大提高，但此时血管发育却往往落后于心脏，导致血压增高。另外，青春期内分泌腺发育增强，激素分泌增多，神经系统兴奋性提高，自主神经调节功能失调，也会产生血压增高现

象。同时，青少年在迎考复习等特定环境下，由于精神高度紧张，大脑皮层功能紊乱，皮层下血管舒缩中枢失去正常调节，引起小动脉紧张性增强，外周循环阻力增加亦使血压增高。

青春期高血压有以下几个特点：①收缩压高而舒张压不高，高压可达 140～150mmHg，低压不超过 85～90mmHg。②平时没有什么不舒服的感觉，只在过度疲劳或剧烈运动后才感到一些不适，如头晕、胸闷等。正因为症状不明显，所以往往被少年、家长、医护人员所忽视。

青春期高血压的青少年，一般体格发育都比较好，各器官功能也都正常，平时多数没有明显不适，只是在运动量过大或过度疲劳时，才觉得有些头昏头痛、胸部憋闷。由于青春期高血压发生一般是暂时性的，过了青春期心血管系统发育迅速趋于平衡，血压就会恢复正常，一般不主张过早应用降压药物，可采用限制盐的摄入、减轻体重、加强体育锻炼等非药物疗法。

2. 如何预防青春期高血压

预防青春期高血压，首先，要教育青少年积极参加学校组织的体格检查，了解自己的血压状况，以便及时发现，进一步确诊，并查明原因，及时治疗。其次，要实行预防高血压的一般原则，如注意劳逸结合，避免过度疲劳。保持情绪稳定，以免因为情绪波动而导致血压波动。适当锻炼身体，多做一些有益于心脏健康的锻炼，如游泳、跑步等；不吸烟、不酗酒，坚持良好的行为习惯。

四、西医是如何治疗临界高血压的

西医对于临界高血压的防治主要包括非药物治疗和药物治疗两大类。

1. 非药物治疗有哪些

通过调整生活方式、科学合理的膳食搭配、适当运动、戒烟限酒及减重等，促进临界高血压的恢复，控制其进展。近 5 年国内外指南关于临界高血压的生活方式干预推荐见表 4-1。

表 4-1　近 5 年国内外指南关于临界高血压的生活方式干预推荐表

指南名称	生活方式干预推荐
2020 国际高血压学会（ISH）国际高血压实践指南	— 减少钠盐摄入 — 合理膳食，平衡膳食 — 适量饮用健康饮料 — 不饮或限制饮酒 — 控制体重 — 不吸烟，彻底戒烟，避免被动吸烟 — 规律运动 — 减轻精神压力，引入正念或冥想 — 补充替代医疗传统药物（但安全性和有效性证据不足，不推荐） — 减少接触空气污染和寒冷的温度

指南名称	生活方式干预推荐
中国高血压防治指南（2018 年修订版）	— 减少钠盐摄入，< 6g/d，增加钾摄入 — 合理膳食，平衡膳食 — 控制体重，使 BMI < 24 — 不吸烟，彻底戒烟，避免被动吸烟 — 不饮或限制饮酒 — 增加运动，中等强度 — 减轻精神压力，保持心理平衡

2. 药物治疗该如何选择

在临界高血压阶段，较早应用降压药物干预可相对延缓高血压发展。常用的五大类降压药物（钙拮抗剂、血管紧张素转换酶抑制剂、血管紧张素受体拮抗剂、利尿剂和 β 受体阻滞剂）作用机制明确，降压及靶器官保护作用显著，但都有一定的不良反应，并在改善患者自觉症状、提高服药依从性方面有所欠缺。让临界高血压患者接受长期药物治疗，难免有患者会出现病态心理，医生也会面临很多问题。相对于生活方式的改变，药物治疗的效果尚未确立，怎样让那些无症状的患者长期接受治疗？如何评估药物长期应用的不良反应？还需要了解药物治疗的对象、种类、时间、剂量等。现有试验的研究对象多是中年、超重、具有多重心血管危险因素的人群，而对年轻的、相对低危的临界高血压患者，尚无相应的研究资料证实对临界高血压早期药物干预的有效性、必要性和安全性。此外，对于那些相对健康的临界高血压的庞大人群，考虑其费用 / 效益比值，是否值得投入大量的医疗资源，确实是一个值得思考的问题。如果对临界高血压患者进行药物治疗，无疑将对公共卫生服务系统产生巨大的经济影响。

目前国内外指南对临界高血压仅建议生活方式干预，关于药物控制临界高血压的治疗依然处在争论之中。鉴于我国国情，对于临界高血压患者，改善生活方式仍然是最基本的预防和治疗措施，应提倡戒烟、改变久坐的习惯、坚持适量体力活动、适当限制盐和脂肪的摄入；增加蔬菜、水果摄入；节制饮酒；控制体重；调畅情志，讲究心理卫生。建议医务工作者在临床工作中遇见正常高值血压并有心肌肥厚等亚临床器官受损的患者时，对待就诊者不仅仅要给予一些生活方式调整的建议，更要进行规范的血压随访（包括自测血压建议），并检查其有无合并糖、脂代谢异常等，随访亚临床器官的受损情况。对合并多个心血管疾病危险因素、糖尿病、心肌梗死、卒中或肾脏疾病的患者，应在非药物治疗的基础上进行药物治疗，把血压降到 130/80mmHg 或以下。药物治疗建议首选肾素 – 血管紧张素系统的抑制药，对于盐负荷相关性高血压，可首选噻嗪类利尿药。

中医学的宝库中蕴藏着丰富的防控高血压的奥秘，但目前需要多中心、大规模设计严谨的临床试验，验证中医药治疗临界高血压的疗效，寻找中医药干预临界高血压的方向，为防止临界高血压人群进展为高血压或出现心脑血管事件做出有益的探索。

五、中医是怎样应对临界高血压的

从中医学的角度来看，临界高血压属于"未病"到"已病"的过渡阶段,而此阶段进行中医药干预正契合中医治未病"未病先防"的理念。中医有着几千年的历史,"防之于未有,治之于未病",治未病思想贯穿中医学的始终,尤其是在慢性病防治上有独到之处。

中医自古以来重视"不治已病治未病",在"未病"防治上有丰富的理论基础和治疗方法。

中医重视"辨证论治""辨体论治",能够依据个体情况施治,针对性强。

中医治病本质是帮助患者恢复"中"的状态,即恢复体内的阴阳平衡,使疾病自然痊愈。这也是与西医区别最大的一点,中医以辨证、辨体、辨病的治未病思想为指导,干预方式多样,在临床上治疗临界高血压取得良好的效果。常见的有口服中药、外治以及传统功法等综合干预措施。详见本书第五部分中医"治未病"防治临界高血压。

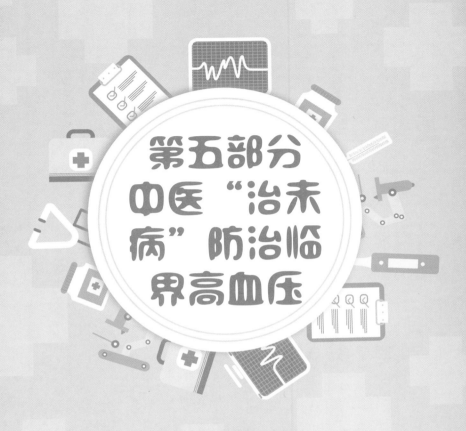

第五部分
中医"治未病"防治临界高血压

中医一直对"治未病"给予高度重视，中医经典著作《黄帝内经》（简称《内经》）中说："其知道者，法于阴阳，和于术数。食饮有节，起居有常，不妄作劳……虚邪贼风避之有时。恬淡虚无，真气从之。精神内守，病安从来？"始终贯穿着未病养生、防微杜渐、重在预防的思想。汉代医圣张仲景也曾在书中提出疾病初期，尚未由浅入深时，可采用导引、吐纳、针灸、膏摩等方法扶正祛邪，终止其发展。现代中医以"治未病"理论作为基础，将中医特色疗法应用于临界高血压的防治当中，常见的有中药、食疗等内治法，针灸、刮痧等外治法，以及传统功法等综合干预。

一、什么是中医体质

体质是指人体生命过程中，在先天禀赋和后天获得的基础上形成的形态结构、生理功能和心理状态等方面综合的、相对稳定的固有特质。这种特质反映在人类在生命过程中对自然、社会环境的适应能力和对疾病的抵抗能力，对某些致病因素的罹患性及发病的倾向性等方面。它具有遗传性、个体差异性、群类趋同性、相对稳定性和动态可变性等特点，辨识体质类型对指导人的养生，疾病的预防、诊治、康复等方面具有重要作用。

二、体质如何分型

中医对体质进行分类起源于秦汉时期,《内经》奠定了体质分类的基础,历代医家对体质分类不断探索,目前公认的是国医大师王琦教授带领中医体质课题组历经 30 余年研究,得出的体质九分法。他认为,人群中存在九种体质类型,"亿万苍生,人有九种,一种平和,八种偏颇",分别是平和质、气虚质、阳虚质、阴虚质、痰湿质、湿热质、血瘀质、气郁质和特禀质。平和质较正常、气虚质常无力、阴虚质最怕热、阳虚质最怕冷、湿热质爱出油、气郁质爱失眠、痰湿质易肥胖、血瘀质易健忘、特禀质会过敏。下面简单介绍一下九种体质的不同特征。

(1)平和质

平和体质者,面唇色泽红润,头发稠密而有光泽,精力充沛,不易疲劳,可以耐受寒热,睡眠安和,胃纳良好,二便正常,平素患病较少,对外界变化适应能力较强。

(2)阳虚质

阳虚体质者,平日怕冷,手足不温,易困多睡、疲乏,喜热饮食,舌体胖大、边有齿痕,苔润,脉沉迟。此种体质多发寒证,易感湿邪,易患痰饮、肿胀、泄泻、阳痿等病。

(3)气虚质

气虚体质者,气短懒言,肢体容易疲乏无力,面色萎黄或淡白,目光少神,唇色少华,口淡,舌淡红胖嫩、可有齿痕,脉象虚缓。对自然界变化适应力略差,不耐受风、寒、暑、热,卫表不固,易患感冒。

（4）气郁质

气郁体质者，失眠多梦，健忘，常有忧郁面貌，敏感多疑，胸胁胀满。此种体质的人易患抑郁症、睡眠障碍、梅核气等病症，对精神刺激适应力差。

（5）阴虚质

阴虚体质者，手脚心热，平时容易口燥咽干，鼻子干，口渴喜欢喝冷饮，大便容易干燥，舌红少津少苔。唇红且干，皮肤偏干，容易生皱纹，眩晕耳鸣，睡眠差等。容易患有阴亏燥热的病变，或生病后容易表现出阴亏症状。平素不耐热邪，能耐受冬天不耐夏天，不耐受干燥气候。

（6）血瘀质

血瘀体质者，面色晦滞、发黑发暗，两颧易见黄褐斑，或色素沉着，口唇青紫或有出血倾向，妇女痛经、经闭、经色紫黑有块、崩漏等。一般皮肤干燥、粗糙，容易烦躁、健忘等。此类体质的人易患痛经、脑中风、心血管疾病等。

（7）痰湿质

痰湿体质者，面部皮肤易出油，胸闷痰多，嗜睡易困，口中黏腻或发甜，喜食肥甘，妇女白带过多。易患糖尿病、中风、心脑血管疾病。痰湿的特点是黏腻不爽，容易阻碍、减缓气血的运行，而出现心脑血管疾病。

（8）湿热质

湿热体质者，易生痤疮粉刺，口苦口干口臭，身重困倦，舌红苔黄腻，脉滑数。此种体质者易患痤疮、痔疮、疖肿、黄疸以及高脂血症、高血压、糖尿病等疾病。

（9）特禀质

特禀体质是一种特殊的体质，常表现为遗传性疾病、胎传性疾病，或过敏症状。其对外界环境适应能力差，遇过敏原易发过敏症等。

体质不同，发病倾向也不同，很多学者对临界高血压人群进行了体质流行病学调查，发现痰湿质、湿热质、血瘀质是临界高血压的主要偏颇体质。

三、如何调整体质

体质的稳定性由相似的遗传背景形成，年龄、性别等因素也可使体质表现出一定的稳定性。然而，体质的稳定性是相对的，个体在生长壮老的生命过程中，由于受环境、精神、营养、锻炼、疾病等内外环境中诸多因素的影响，体质会随之发生变化。体质只具有相对的稳定性，同时具有动态可变性。这种特征是体质可调的基础。药物及有关治疗方法可纠正机体阴阳、气血、津液失衡，是体质可调的实践基础。重视不同体质对疾病与证候的内在联系及对方药等治疗应答反应的差异是实施个体化诊疗、贯彻"因人制宜"思想的具体实践，根据不同体质类型或状态，或益气，或补阴，或温阳，或利湿，或开郁，或疏血，以调整机体的阴阳动静、失衡倾向，体现"以人为本""治病求本"的治疗原则；及早发现、干预体质的偏颇状态，进行病因预防、临床前期预防、临床预防，实现调质拒邪、调质防病及调质防变，以实践中医"治未病"。

四、口服中药降压有效吗

中药疗法是在对临界高血压患者进行中医辨证、辨体质后，根据患者的证候或者体质针对性地组方用药。既往研究已经明确，应用益气健脾、祛痰健脾、平肝益肾健脾等法组方用药在防治临界高血压方面起到了明显效果，且不仅在血压方面，血脂、血糖等方面均有获益。此外，某些中成药如丹七降压胶囊、降压减脂饮、复方珍珠降压胶囊等也对临界高血压有良好的干预效果。值得一提的是，2020年10月，国外学术期刊报道的一项试验中，证实了以天麻钩藤饮为代表的中医经典方剂在治疗隐匿性高血压中的作用，得到了国际医学界的接受和认可，具有里程碑式的意义。

五、药食同源的降压食材有哪些

中医素有"药食同源"之说，许多食物同时也是药物，同样能够防治疾病。经过长期的生活实践，人们逐渐了解哪些食物是有益的，可以进食；哪些有害，不宜进食。并逐渐形成了药茶、药膳。"寓医于食"，指的是既将药物作为食物，又将食物赋以药用，可防病治病、强身健体、延年益寿。目前，山楂、莱菔子、牡蛎、枸杞子、余甘子5种药食同源中药降压的作用已经得到证实，这些中药能够煎茶代水或者烹饪食用，为临界高血压的中医药防治融入更多生活元素，容易被患者接受。以下为读者介绍一些生活中常见的降压食品。

芹菜

中医认为其性凉，味甘、苦，入肝、胃、肺经，有清热平肝之功效。

芹菜被公认为是辅助治疗高血压和脑动脉粥样硬化的食疗佳蔬。适用于治疗高血压、头晕、头痛、目赤等病症。它可降低毛细血管的通透性，增加血管弹性，具有降血压、防止动脉硬化和毛细血管破裂等功能。芹菜茎叶中含有芹菜苷、佛手苷内脂、挥发油等成分，有降压降脂的功效。芹菜含有利尿有效成分，消除体内水钠潴留，利尿消肿。研究证明，芹菜对于原发性、妊娠性及更年期高血压均有疗效。值得强调的是，芹菜有水芹、旱芹之分，均有降血压作用，而且旱芹优于水芹。不少人吃芹菜茎而弃叶，而实际上，芹菜叶内所含有的矿物质及维生素含量丰富，降压的有效成分与根茎相当，应当叶、茎同吃。另外，芹菜性凉，凡脾胃虚弱或者过敏体质者，应当慎食或者忌食芹菜，以免引起不良反应。

洋葱

中医认为其味辛辣，性温，具有健脾消脂、和胃下气、解毒化痰之功效。

洋葱是一种具有丰富营养成分的食物。洋葱中含有丰富的蛋白质、粗纤维、糖类、维生素、多种氨基酸、苹果酸、枸橼酸、钙、磷、铁等，具有相当高的营养价值。洋葱是一种具有良好降血压作用的食物，其降压机制如下：①洋葱是目前已知唯一一种含有前列腺素 A 的蔬菜，洋葱中所含有的前列腺素 A 是较强的血管扩张剂，能够降低血液黏稠度，降低外周血管阻力，从而降低血压。②洋葱含钾量很高，是典型的高钾低钠食物。③洋葱中含有丰富的钙，补充钙元素可以辅助降血压。④洋葱中还含有一种槲皮苦素，这种物质可以在人体黄酮醇的诱导作用下生成一种苷，具有很强的利尿作用，进而通过利尿而降压。另外，洋葱还具有降胆固醇和降血糖的作用，对于高血压合并高脂血症或者糖尿病的患者多有益处。

西红柿

中医认为其性微寒，味甘、酸，具有生津止渴、健胃消食、凉血平肝、清热解毒之功效。

西红柿营养成分丰富，含有番茄素、维生素，以及果糖、葡萄糖、有机酸、钙、磷、钾等元素。另外，西红柿中还含有一种具有抗癌效应和抗衰老作用的物质——谷胱甘肽。这种物质具有抗氧化作用，能够保持皮肤的洁净，预防老年斑形成，被称作美容佳蔬。

血压升高多与血清一氧化氮（NO）降低有关。研究表明，食物中的抗氧化物能增加体内 NO 产量，而西红柿中富含维生素 C、维生素 E、类胡萝卜素等抗氧化物，它们具有中和氧自由基、保护 NO 功效，可起到一定降压效果。以色列研究人员曾为此做过为期 8 周的实验，结果发现，高血压患者加服西红柿浓缩丸时，能有效缓解高血压，并且患者在未服用任何降血压药物时服用该浓缩药丸，血压偏高症状也可改善。

荠菜

中医认为其味甘，性平，有凉肝明目、利湿通淋、降压止血的功效。

荠菜是药食两用的常食野菜，具有较高的营养价值。荠菜中还含有多种维生素、胡萝卜素、矿物质以及胆碱、乙酰胆碱、荠菜碱、黄酮类等营养成分。荠菜中所含有的胆碱、乙酰胆碱、荠菜酸钾等成分具有降低血压的作用。所含有的黄酮苷、芦丁等能够扩张冠状动脉，降低血压。《新编中药学纲要》中说，荠菜可"凉血止血，清热利水，降血压，对高血压、眼底出血、齿龈出血、肾炎水肿等病症均有良效"。

胡萝卜

中医认为其味甘，性平，具有健脾消食、清热解毒、养肝明目之功效。

胡萝卜具有降血压、强心、抗炎、抗过敏等作用。进一步研究发现，胡萝卜中含有的槲皮素、山柰酚等物质，是组成生物类黄酮的关键物质，可以促进维生素 C 的吸收及其功能的发挥，能够改善微血管的功能，增加冠状动脉的血流量，具有降压、降糖、降脂、强心等作用，适宜于防治高血压、冠心病、糖尿病、高脂血症等。另外，胡萝卜中的琥珀酸钾盐是降低血压的有效成分。所含的营养素很全面，特别是胡萝卜素的含量极为丰富，另外，胡萝卜素参与人体视网膜视紫红质的合成，对维持人体正常视力发挥重要作用。胡萝卜素因属脂溶性物质，故只有在油脂中才能被很好地吸收。因此，食用胡萝卜时最好用油类烹调后食用，或与肉类同煨，以保证有效成分被人体吸收利用。

茄子

中医认为其味甘，性寒，具有祛风通络、清热活血、利尿解毒、消肿止痛等功效。

茄子是一种治疗高血压的天然降压食物，其降压作用机制如下：①茄子是高钾食物，对于高血压患者来说，经常食用茄子可以补充机体必需的钾元素，促进钠的排泄，从而降低血压。②茄子中含有的维生素 E 具有抗氧化作用，能够降低冠心病心绞痛和心肌梗死的发病率。③茄子纤维中含有一种"皂草苷"能够降低血液中的胆固醇，预防动脉硬化，尤其是预防高血压、冠心病的发生。④茄子中所含有的胡芦巴碱、水苏碱及胆碱、龙葵碱等活性成分，对降低血液胆固醇含量有独特疗效。这种食用茄子的天然降血脂疗法在美国被列入"降低胆固醇的十二法"之一。患有高血压、冠心病、动脉粥样硬化、高脂血症者适宜多吃茄子。但由于茄子中含有一种带涩味的生物碱，因此应当熟食，而不宜生吃。

冬瓜

中医认为其性微寒，味甘、淡，有清热利水、解毒生津、润肺化痰之功效。

冬瓜中除了含有大量水分外，还含有蛋白质、糖类、粗纤维、维生素 C、胡萝卜素、钙、磷、钾、铁等营养成分。冬瓜的降压机制体现在：①常吃冬瓜，有利于利尿降压。②冬瓜中含有大量的维生素 C、胡萝卜素，可以维护血管生理功能的正常发挥，从而有利于降低血压。③冬瓜中含有的丙醇二酸，能够抑制糖类转化为脂肪，减少脂肪在体内和在血管壁上的沉积，降低外周血管阻力，从而起到降低血压的作用。因此，冬瓜可以作为高血压、动脉粥样硬化、冠心病、肾炎水肿等多种病症的食疗佳品。

紫菜

中医认为其味甘、咸，性寒，具有化痰软坚、清热利尿、降脂泄浊等作用。

紫菜营养丰富，含胡萝卜素、烟酸、钙、磷、镁、铁、碘等多种矿物质，有"微量元素宝库"之美称。此外，紫菜中含有天然的紫菜降血压肽，降血压肽是血管紧张素转化酶抑制剂（ACEI）的一种，它通过抑制血管紧张素转化酶（ACE）的活性达到降压效果。另外，紫菜所含有的二十碳五烯酸可以降低血浆胆固醇含量，所含有的红藻素等活性成分可以防止血栓形成。

香菇

香菇属于高钾低钠食物，干香菇的钾钠比值为41.43，有预防动脉粥样硬化及降低血压等作用。另外，香菇中含有蛋白质、粗纤维及锌、钾、铁、磷、钠等元素。对于高血压患者来说，经常食用香菇，有助于防治高血压。香菇具有延缓衰老、抗病毒、防癌抗癌、提高机体免疫力等功能。此外，香菇中含有嘌呤、胆碱、酪氨酸、氧化酶及某些核酸物质，能够起到降低血压、血脂的作用。

香蕉

中医认为香蕉味甘、性寒，归脾、胃、大肠经，具有清热解毒、润肺滑肠之功效。

香蕉含己糖、糖醛酸、多巴胺、去甲肾上腺素、蛋白质、枸橼酸、5- 羟色胺等，是一种高钾低钠食物，且不含胆固醇类成分。每 100g 香蕉食部中含钾量可达 256mg，含钠量仅为0.8mg，其钾钠比值为 320，低钠高钾食物可以使血压降低。香蕉中含有血管紧张素转换酶抑制剂样物质，可减少血管紧张素 II 的生成，也能起到降低血压的作用。

苹果

中医认为苹果味甘、微酸，性凉，归脾、胃、心经，具有益胃生津止渴、健脾止泻、除烦醒酒之功效。

果实含 L- 苹果酸、延胡索酸、琥珀酸、丙酮酸等，果皮含叶绿素 A、叶绿素 B、脱镁叶绿素、胡萝卜素等。苹果所含的粗纤维和果胶有吸附胆固醇的功能，可使体内血液中的胆固醇降低，具有一定的抗动脉粥样硬化作用；所含丰富的钾元素能促进体内钠盐的排出，具有降压的作用；所含有的类黄酮具有抑制血小板聚集的作用，能够降低血液黏稠度，减少血栓形成；所含大量的槲皮苷可以改善呼吸系统和肺功能。食苹果不宜过量，否则易致腹胀。

西瓜

中医认为西瓜味甘，性寒，无毒，有清热解暑、除烦止渴、利小便之功效，有"天然白虎汤"之美称。

西瓜不仅是夏季的清暑佳品，而且是高血压患者的辅助食疗果品。西瓜富含瓜氨酸、谷氨酸、精氨酸等多种氨基酸，以及维生素 C、胡萝卜素、腺嘌呤、甜菜碱等，其所含番茄红素具有抗氧化、清除自由基的作用，能预防心脑血管疾病和肿瘤等；所含的苷类、瓜氨酸、精氨酸等成分均有助于降低血压。此外，西瓜还可用于阳明热盛、舌燥烦渴及口疮患者。寒湿盛者则应慎食西瓜。

柿子

中医认为柿子归心、肺、大肠经。鲜柿子味甘、涩，性凉，有清热润肺、生津止渴、解毒等功效；柿饼味甘，性平，微温，有健脾、涩肠、消宿血、生津润燥、美白等功效；柿霜味甘，性凉，有润肺止咳、生津利咽、止血等功效。

柿子具有降血脂和抗氧化的特性，从而起到抗动脉硬化、预防心血管疾病的作用。柿子中所含单宁成分能够降低血压，并且能够增加冠状动脉的血流量，有利于维持心肌的正常功能。但是，未成熟的柿子可在胃酸作用下形成不溶性硬块（又叫胃柿石），胃溃疡患者食用柿子不慎可引起胃出血或胃穿孔。所以，吃柿子时要注意不要空腹吃，且不要一次吃得过多。

樱桃

中医认为樱桃味甘、酸，性温，归脾、肝、肾经，具有补中益气、益肾健脾、生津止渴、祛风湿、止泻之功效。

樱桃含铁量及维生素 A 含量在水果中较高。樱桃通过降血脂，保护低密度脂蛋白（LDL）免受氧化损伤，和花色苷形成相互补充的作用，减少动脉硬化发生的概率，预防心血管疾病；其富含的酚酸（一种天然抗氧化剂）能帮助有效降低血压。樱桃还有调节睡眠、清除自由基、抗氧化、降低血糖、延缓衰老、抗炎等作用。樱桃性温，故有溃疡及上火者应慎食。

醋

中医认为其味酸、甘，性温，归肝、胃经，具有散瘀消积、止血、开胃、驱虫、解毒等功效。

醋具有软化血管、降低血压、降低胆固醇、抗癌、美容、延缓衰老等食疗保健功能。食醋中含有维生素 C 和烟酸，能够扩张血管，增强血管壁的弹性，故能降低血压，防止心血管疾病的发生。另外，食醋还可以调节血液中的酸碱平衡，利于食物中营养成分的吸收，维持人体内环境的相对稳定；既可以通过抑制和降低过氧化物的形成预防衰老，又可以使体内过多的脂肪转变为热能消耗掉，并促进糖和蛋白质的代谢以防止肥胖。实践证明，长期食醋具有防治高血压、动脉粥样硬化、冠心病的功效。

玉米

中医认为其性平味甘，既能调中开胃，又能渗湿利水。并且玉米须具有很好的利尿、降压、健胃作用。对于防治高血压、水肿，控制肾炎蛋白尿有很好疗效。

玉米的营养成分十分丰富，含有蛋白质、脂肪、糖类、钙、磷、铁、胡萝卜素、维生素 B_1、维生素 B_2、烟酸等。长期食用玉米能抑制胆固醇的吸收，降低血脂、软化血管，防治动脉粥样硬化，因此它是高血压、高脂血症、冠心病、脂肪肝、动脉粥样硬化患者的理想保健食品。研究表明，用玉米须代茶常饮，可以有效防治高血压。

燕麦

燕麦又叫莜麦，主要产于我国内蒙古自治区等西北地区。燕麦中含有大量的水溶性纤维素，能够降低血液中胆固醇的含量，对预防动脉粥样硬化和冠心病有帮助。另外，燕麦中还含有丰富的亚油酸、B 族维生素及卵磷脂等。能够降低血液中的三酰甘油和 β 脂蛋白，清除沉积在血管壁上的低密度脂蛋白，防止动脉的粥样斑块形成。

大蒜

中医认为其生品性温，味辛；熟品性温，味甘。大蒜归脾、胃、肺、大肠经，有暖脾胃、行滞气、杀诸虫、解百毒、散肿结、延年之功效。

大蒜含有丰富的营养成分，大蒜的降压机制体现在：①大蒜属于高钾低钠食物。因此，不论是紫皮大蒜还是白皮大蒜均有利于防治高血压。②大蒜中含有大蒜素和硒，均有助于降低血压。大蒜有显著的抗血小板聚集作用，并且能减慢心率、扩张末梢血管、利尿，从而使血压降低。③大蒜有降血脂、抗动脉粥样硬化作用。

山楂

中医认为其性微温，味甘酸，有消食积、散瘀血、驱绦虫的功效。

山楂是一种天然的药食两用类食物，并且含有大量的维生素 C、钙、铁等，以及苹果酸、山楂酸、枸橼酸等酸性物质。有抗衰老、降血脂、防治动脉粥样硬化、降血压、扩张冠状动脉、抗心肌缺血、利尿、镇静等作用。山楂的降血压机制体现在：①山楂是高钾低钠食物，对高血压有防治作用。②山楂中含有大量总黄酮，该物质具有降低血压的作用。

海带

中医认为其味咸，性寒，无毒，具有软坚化痰、利水泄热功效，可治疗瘰瘤结核、疝瘕、水肿、脚气。

海带是一种药食两用类食物，含有甘露醇、氯化钾、藻胶酸、脯氨酸等。海带对心血管系统有如下保护作用：①海带中含有丰富的牛磺酸，可以降血压，增强微血管的韧性，抑制动脉粥样硬化的形成。②降血脂作用。海带中所含有的昆布素具有清除血脂的作用，能使血液中胆固醇的含量显著降低。另外，海带中所含有的海带淀粉硫酸脂为多糖类物质，也具有降低血脂的功效。海带中所含有的纤维素和褐藻酸类物质（例如藻胶酸等），可以抑制胆固醇的吸收并且促使其排泄。

此外其降低血压的机制为：①海带中所含有的海带氨基酸具有降血压作用。②海带含钙量很高，每100g干海带含钙量高达348mg，而且是人体容易吸收的结合态钙。含磷量为52mg，其钙/磷比值（即钙指数）为6.69。所以，经常食用海带，能够增加机体对钙的吸收，有助于降低血压。因此，在沿海地区居民生活中，有用海带根煎汤治疗高血压的习惯。

绿豆

中医认为其性寒，味甘，无毒，入心、胃经。有清热解毒、消暑除烦、止渴健胃、利水消肿之功效。主治暑热烦渴、湿热泄泻、水肿腹胀、疮疡肿毒等病症。

绿豆中含有丰富的胰蛋白酶抑制剂，可以保护肝脏，减少蛋白质分解，减轻氮质血症，从而保护肾脏。绿豆中还含有一种球蛋白和多糖，能够促进动物体内胆固醇在肝脏中分解成胆酸，加速胆汁中胆盐分泌和降低小肠对胆固醇的吸收。另外，绿豆中的多糖成分能够增强血清脂蛋白酶的活性，使脂蛋白中三酰甘油水解达到降低血脂的目的。绿豆可以降低血液中胆固醇及 β 脂蛋白的含量，并且能够减少动脉粥样硬化中的粥样斑块面积。因此，常食绿豆对于防治高脂血症、高血压、冠心病、动脉粥样硬化十分有益。

绿豆含有丰富的营养成分。绿豆具有增强食欲、抗菌、抗病毒、抗过敏等食疗作用。绿豆海带羹具有清热解毒、降压减脂、祛痰散结之食疗功效，适用于防治高血压、高脂血症、单纯性甲状腺肿等病症。值得注意的是，绿豆还可以解一切草药之毒，可以润皮肤、止消渴、利肿胀、补益元气、调和五脏。但绿豆性寒，素体虚寒者不宜多食或久食，脾胃虚寒泄泻者应慎食。

大枣

中医认为其味甘、温，归脾、胃经，有补中益气、养血安神、缓和药性之功效。中医常用大枣来治疗中气不足、脾胃虚弱、体倦乏力、食少便溏等病症。

大枣中含有蛋白质、糖类、有机酸、黏液质、维生素及钙、磷、铁等营养成分。大枣具有防治高血压的作用，大枣中含有丰富的钾元素、芦丁及环磷酸腺苷等成分。芦丁能维持毛细血管壁的正常通透性，有效地降低血清胆固醇含量，从而可以降低血压；环磷酸腺苷可以改善心肌的营养状况，增强心肌的收缩力，扩张血管，从而有利于降低血压，也有利于促使肿瘤细胞向正常细胞方向转化，从而发挥抗癌作用。

马齿苋

中医认为其性寒，味甘酸，入心、肝、脾、大肠经，具有清热解毒、凉血止痢、除湿通淋等功效。

马齿苋的全草，既是一种人们经常食用的野菜，又是一味清热解毒类中药。马齿苋中含有钾盐、黄酮类、强心苷等活性物质和丰富的脂肪酸，能抑制人体内血清胆固醇等的生成，促使血管扩张，可以预防血小板聚集、冠状动脉痉挛和血栓形成，从而起到防治心脏病的作用。另外，马齿苋中还含有大量的钾盐及丰富的苹果酸、枸橼酸、氨基酸等，以及丰富的钾离子、维生素 C，具有利水消肿、降低血压、杀菌消炎的作用。经常食用马齿苋能够预防血小板聚集，有效防治高血压和冠心病。

茼蒿

茼蒿性平，味甘、辛，有安心气、和脾胃、清心养血之功效。

茼蒿中富含胡萝卜素和矿物质，能调节体内水液代谢，可消除水肿、通利水便。常食茼蒿，能够健胃增食、降压补脑、促进睡眠。现代药理研究证实，茼蒿中含有的挥发性精油和胆碱等有效成分具有降低血压、健脑补脑的作用。

桑葚

中医认为其味甘、酸，性寒，归心、肝、肾经，补血滋阴、生津润燥。可用于眩晕耳鸣，心悸失眠，须发早白，津伤口渴，内热消渴，血虚便秘。

成熟的桑葚，颗粒饱满，含有丰富的葡萄糖、果糖，还含有苹果酸、枸橼酸、草酸、多种维生素及钙、磷、铁等多种矿物质元素及果胶等。对于年老体弱，合并有便秘的老年高血压患者来说，服用桑葚不仅可以使大便通畅，而且还可以镇静、催眠，有助于降低血压，久服桑葚可以补肾明目、滋阴养血、增强体质。

六、药茶可以降压吗

代茶饮始于唐代，唐代孟诜《食疗本草》中记载有适宜"热毒下痢""腰痛难转"等症的药茶验方。明代李时珍之《本草纲目》中记有"痰喘咳嗽茶"，清代赵学敏之《串雅内编》中记有"代茶汤"。清代太医院御医喜欢用药茶防治病患，其种类多、应用广，尤常见于"老佛爷"慈禧太后脉案中。代茶饮是中医防病治病、调理阴阳、养生健体的特殊中药应用形式，它既保持了汤剂功效显著的特色，又克服了汤剂制作繁杂、浪费药材的缺点，而且饮服方便，用药多平和，可以调和脏腑阴阳、气血盛衰，频频饮服，既可疗疾，又有调理之效。中药代茶饮用量轻，药性平和，无损胃气，故可长期坚持服用，缓图其效，以和脏腑，尤其适于高脂血症、高血压病等慢性病的调理。

1. 哪些药物泡茶可以降低血压

常用药物：决明子、罗布麻、夏枯草、菊花、生山楂、天麻、杜仲、莲子心、玉米须。此类中药多具有清热、平肝、利湿、安神、活血、补肾等作用。

2. 临界高血压人群如何选择中药茶饮

临界高血压人群在家时可以根据体质选择中药代茶饮，将炒决明子、夏枯草、陈皮等用水冲服。痰湿、湿热质者加荷叶、玉米须；阴虚质者加枸杞子、桑葚；血瘀质者加山楂、玫瑰花；阳虚质者加大枣、桂圆。以此代茶，口感尚好，也有助于临界高血压的防治。饮用方法：每味中药 3～10g，沸水冲泡，自然放凉至适宜温度饮用，在喝去三分之一水时，即添加沸水，可加水 3～5 次，至味淡为止。

3. 选择中药代茶饮应注意什么

虽然该类代茶饮有一定的降压作用，但不能代替药物治疗，可根据血压情况减少降压药物用量。因代茶饮仍有一定的中药味道，可根据个人口感调整用量，亦可将上述中药交替饮用。

七、中医外治法可以降压吗

中医外治以脏腑经络学说为基础，具有扶正祛邪、调整阴阳、调和气血、调理脏腑、沟通内外、调整虚实等作用，在"治未病"中亦有不可忽视的作用。早在《素问·至真要大论》中便有"内者内治，外者外治"的说法，到明清时期，外治理论趋向成熟，吴尚先在《理瀹骈文》中说到："外治之理，即内治之理，外治之药，亦即内治之药。所异者，法耳。"近年来多项临床研究表明，采用中医外治法对临界高血压有很好的干预效果，包括针灸、耳穴、足浴，此外还有推拿按摩、芳香刮痧等外治方法，均取得较好的治疗效果且安全易操作，易被患者接受。

1. 穴位按摩如何降压

穴位按摩是指运用手和手指的技巧以及多种器材，在人体一定的经络穴位上进行推、按、点、拿、拍、搓、捏、揉等连续动作，通过手法和器械的局部刺激作用，促进机体的新陈代谢，以达到预防、健身、除病的目的。由于其简便易行，无需任何条件，可以进行自我按摩，所以历来受到人们欢迎。可以作为治疗临界高血压的一种有效手段，在对患者辨体、辨证后针对性地选取穴位，可以提高临界高血压患者的血压达标率。

（1）穴位按摩有哪些手法

按摩主要采用点、按、揉三大手法，现介绍如下。

点：用拇指、食指或中指指尖按在穴位上，持续用力。

按：双手相叠，用手掌掌根或肘尖按在穴位及其周围部位，持续用力。或将拇指端置于施术部位或穴位上，其余四指张开，置于相应位置以支撑助力。

揉：用拇指、食指或中指指尖按在穴位上，沿着经络气血循行方向或逆向揉动，以达到补泻的作用。

（2）具有降压作用的常用穴位有哪些

合谷：手背，第1、2掌骨间，第2掌骨桡侧中点处。

曲池：屈肘90度，在肘横纹外侧端凹陷中。

内关：前臂掌侧，腕横纹上2寸，掌长肌腱与桡侧腕屈肌腱之间。

足三里：小腿外侧，犊鼻下3寸，胫骨前嵴外1横指（中指）处。

丰隆：小腿前外侧，外踝尖上8寸，胫骨前嵴外2横指处。

三阴交：内踝尖直上四横指处（即3寸），胫骨内侧缘后方的凹陷处。

涌泉：足底掌心前面正中凹陷处。

太溪：足内侧，内踝高点与跟腱之间凹陷处。

阳陵泉：小腿外侧，腓骨小头前下方凹陷中。

气海：下腹部正中心，脐下1.5寸处。

关元：下腹部正中心，脐下3寸处。

太冲：在足背第1、2跖骨结合部之前的凹陷中。

脾俞：第11胸椎棘突下旁开1.5寸处。

胃俞：第12胸椎棘突下旁开1.5寸处。

命门：第2腰椎棘突下。

阳关：第4腰椎棘突下。

血海：髌骨内上方 2 寸处。

（3）临界高血压人群如何选择穴位

在生活中，临界高血压人群可以根据体质选取穴位进行按揉，对降低血压有很好的作用。一般可以选取曲池、合谷、太冲、足三里、涌泉等穴位。痰湿质、湿热质者可以加揉阴陵泉、丰隆、脾俞、胃俞等穴位；阴虚质者可以加揉三阴交、太溪等穴位；血瘀质者可以加揉内关、血海等穴位；气虚质者可以加气海、关元等穴位；气郁质者可以加气海、关元、命门、腰阳关等穴位；阳虚质者可以加揉肾俞、命门、腰阳关等穴位。

2. 耳穴压丸如何降压

耳穴治疗也是中医外治技术的重要组成部分，医务工作者在实践中发现了一些有特定疗效的新穴位，如"升压点""心痛点""心律点""压痛点""饥点""便秘点""眩晕点""甲状腺点"等。耳穴压丸是在耳穴表面贴敷小颗粒状药物的一种简易刺激方法。临床多选成熟王不留行籽，将药籽贴于小块胶布中央，然后对准穴位贴紧并稍加压力，使患者感到酸、麻、胀，或有放射、发热感。临床研究表明，耳穴对于轻、中型高血压患者有比较好的辅助治疗效果，且具有安全无痛、副作用小的特点。

（1）常用耳穴有哪些

耳穴根据主治功能大致可分为六组：①五脏六腑耳穴：如心、肝、脾、肺、胃、肾、膀胱等。②神经系统耳穴：如神门、枕、额、皮质下、交感等。③内分泌系统耳穴：如脑垂体、内分泌、肾上腺、胰腺、甲状腺等。④特定耳穴：如升压点、降压点、肝炎点、结核点等。⑤相应部位的耳穴：如口、食道、阑尾、支气管、牙、目、肛门等。⑥耳背耳穴及其他耳穴：如耳背沟、耳背脾、屏尖、耳尖等。

（2）耳穴治疗有什么特点及优点

特点：耳穴都分布在耳郭皮肤的表层，信息反映显性率高。人体器官和组织的生理、病理信息在局部都有反映。标准化耳穴共 89 个，耳穴名称以人体器官、组织名称命名，易记易学。

优点：耳全息穴都是相关人体器官、组织的信息点，与体内器官、组织的对应性强，刺激耳穴有较好的健身祛病效果。

（3）血压偏高宜选用哪些耳穴

可以选择在耳尖、神门、内分泌、降压沟、脾区、胃区、心区、肝区等部位进行耳穴压丸，每次单耳选择 5 ～ 7 个穴位，用王不留行籽（中药店有售）贴压在上述穴位。每天在贴压部位按摩 3 ～ 5 次，4 ～ 6 天后换至对耳贴压。7 天为一个疗程，疗程间休息 5 ～ 7 天。对临界高血压也有明显的防治作用，患者可以不定时地按压以加强刺激，使用简便。

（4）贴压耳穴要注意什么

耳郭皮肤有炎症或冻伤者不宜采用，习惯性流产者慎用。

贴压耳穴应注意防水，以免脱落，可佩戴一次性防水耳套。

夏天易出汗，贴压耳穴不宜过多，时间不宜过长，以防胶布潮湿或皮肤感染。

根据自己能承受疼痛的程度，每天压 3 ～ 5 次，每次

1～2分钟，3日后便可取下。

对过度饥饿、疲劳、精神高度紧张、年老体弱者及孕妇按压宜轻柔，急性疼痛性病症宜重手法强刺激。

耳穴贴压期间，局部感到热、麻、胀、痛属正常现象，个别患者对耳穴十分敏感，贴压的穴位疼痛剧烈，影响睡眠，也应及时取下。

3.刮痧疗法如何降压

刮痧疗法是一种自然疗法，它简便安全，疗效可靠，方法独特，千百年来流传于民间，深受广大人民群众的欢迎。刮痧疗法是指应用光滑的硬物器具或者用手指、金属针具等，在人体表面特定部位，反复进行刮、挤、揪捏、刺等物理刺激，使皮肤表面出现瘀点、瘀血或点状出血，通过刺激体表脉络，改善人体气血流通状态，通过这种良性刺激过程，可以起到调节大脑的兴奋与抑制过程平衡的作用。刮痧疗法可以促使血压降低和改善高血压患者自觉症状，对于轻、中型高血压患者有比较好的辅助治疗效果。

（1）降压刮痧部位有哪些

刮痧疗法降压的有效经穴如下。

胆经：风池、肩井、风市。

胃经：人迎、足三里。

大肠经：曲池。

心包经：内关。

督脉：百会。

刮痧顺序：①头部；②背部；③肩两侧；④肘外侧；⑤肘内侧；⑥大腿外侧；⑦小腿前侧。

头为诸阳之会，胆经布于头两侧，肝经上达颠顶，配合膀胱经穴清泄肝胆火热，滋补精血以固其本；风池、百会、曲池、人迎潜镇肝阳、引血下行，使阴阳协调；配内关交通心肾、宁心除烦；配足三里以助生化之源。

（2）血压偏高该怎么刮痧

取脊柱及背部两侧的膀胱经进行刮痧，以局部出现充血斑点或斑块为度。

取足三里、三阴交穴进行直线刮治，以局部出现充血紫斑为度。

取太冲穴进行刮痧或点揉，以局部出现充血斑点为度。

取上肢背部及曲池穴进行刮痧，以局部出现充血紫斑为度。

取肩部及肩井穴进行刮痧，以局部出现充血斑点为度。

取颈椎两侧进行直线刮痧，以局部皮肤出现紫红出血点为度。

取额部两太阳穴进行局部平行刮痧，以出现痧条为度。

取眉中印堂穴、颈项部风池穴进行提捏，以局部出现潮红或稍微紫红为度。

（3）刮痧有补泻手法吗

刮痧降压的手法有三种，即泻法、补法、平法，适用于不同的血压偏高人群，现介绍如下。

泻法：凡操作力量较重、速度较快，刮治时间较长，作用较深，局部皮肤充血紫点较重，对于皮肤、肌肉等组织有抑制作用的手法，称为"泻法"，适用于湿热质、痰湿质、血瘀质人群。

补法：凡操作力量较轻、速度较慢，刮痧时间较短，作用较浅，局部皮肤充血紫点较轻，对皮肤、肌肉有兴奋作用的手法，称为"补法"，适用于阴虚质、气虚质、阳虚质等血压偏高人群。

平法：介于补法与泻法之间的一种手法，称为"平法"。适用于平和质、气郁质血压偏高人群。

（4）刮痧的疗程

一般每个刮痧部位刮 15 ～ 20 次，每次 15 分钟。手法不宜过重，以能耐受为度。第 2 次刮痧治疗应间隔 5 ～ 7 天，如果刮痧部位的疼痛感已经消除，3 ～ 5 天后也可以施行第 2 次刮痧治疗。一般来讲，连续刮痧 10 次为 1 个疗程，间隔 10 天后可以进行第 2 个疗程的刮痧治疗。

（5）刮痧需要注意哪些问题

应当根据患者年龄、病情来确定刮痧疗法的手法及强度。刮痧力量应当适中、均匀，由轻渐重，以患者能够耐受为度。

要根据患者年龄、血压高低、病情轻重，令其选择坐位或卧位等不同的刮痧体位，尽量暴露治疗部位，先用毛巾擦洗局部皮肤，或者用 75% 的酒精棉球擦拭消毒。并且要让患者注意保暖，避免受凉感冒。

刮痧时应当顺一个方向刮，不要来回刮治，以患者皮肤出现充血，稍微紫红即可。第一次刮痧不要强求出痧。刮痧的方向，一般应由上而下，由内而外，刮完一处，再刮另一处。刮痧完毕后，应该擦干润滑油及水渍，让患者饮一杯温白开水，休息片刻再去做别的事情。

在刮痧的具体操作过程中，应当一边蘸润滑剂，一边刮痧，并且随时观察患者的反应、询问患者的感受，以便随时调整操作手法。

对于重症高血压患者，或者已经合并了心、脑、肾疾病的高血压患者，应当忌用刮痧疗法；对红花油、万花油、药酒等润滑剂过敏者，也应当忌用刮痧疗法。

4. 穴位敷贴如何降压

中药穴位贴敷疗法是中医治疗疾病的一种外治方法，它是以中医理论为基础，根据经络学说，在病体相应的腧穴上，选用适当的药物进行贴敷，以达到减轻患者痛苦、治疗疾病的目的。并根据药物的特定属性，辨证用药，使之在病体的相应穴位被吸收，发挥其药理作用。中药穴位贴敷疗法在现代药剂学中称为经皮给药法，它避免了口服药物给药可能发生的肝脏首过效应和胃肠灭活，提高了有效血药浓度。在穴位贴敷的单药应用中，以吴茱萸为最多。以吴茱萸穴位贴敷治疗高血压病的随机对照试验，结果显示吴茱萸穴位贴敷联合基础降压药物降压总体疗效较好，差异有统计学意义。

（1）穴位贴敷降压常用介质有哪些

进行穴位贴敷治疗时需借助介质进行促透，常添加介质做成膏剂、糊剂、饼剂等剂型，目前运用较广泛的有醋、酒、蜂蜜、姜汁等。不同介质对于药物的作用存在差异。醋，酸、苦，温，入肝经，有化瘀散结止痛之功，同时能促进药物溶解，提效减毒，缓和药性。据《本草纲目》记载，酒能"行药势"，促进药物成分析出及药效发挥。蜂蜜有润燥补中之效，同时蜂蜜可增加苷元的溶解度，促进吸收，增强药效。

（2）贴敷降压常用穴位有哪些

中医穴位贴敷治疗高血压的穴位以涌泉、神阙、太冲、三阴交及内关为多见。

涌泉穴是足少阴肾经脉气起点，位于足底，也是人体阴阳二经相接续处，具有调整阴阳、强心肾互交、促水火既济、安神止眩之功。

神阙穴属任脉，位于脐中，主治百病，内连五脏六腑，外达皮肉筋膜，药敷神阙，可疏通经络、行气活血及调平阴阳。

太冲穴为肝经原穴，刺激太冲穴具有调肝阴肝阳之功。

三阴交穴是足太阴脾经、足少阴肾经、足厥阴肝经交会之处，可同调肝脾肾，以补益气血、滋养肝肾。

内关穴清心胸、利三焦，有宽胸理气、宁心安神之功，能有效降压。

（3）血压偏高该怎样选择药物以及穴位贴敷

我们推荐：

痰湿质人群选用白芥子、半夏、莱菔子、白术各 10g，诸药磨粉调姜汁贴敷神阙、双涌泉穴。

湿热质人群选用大黄、龙胆草各 10g，诸药磨粉调姜汁贴敷神阙、双涌泉穴。

气虚质人群选用党参、茯苓、黄芪、炒白术各 10g，诸药磨粉调蜂蜜贴敷神阙、双涌泉穴。

阴虚质人群选用生地黄、吴茱萸、菊花各 10g，诸药磨粉蜜调贴敷双涌泉、双三阴交穴。

气郁质人群选用柴胡、枳壳、莱菔子各 10g，诸药磨粉酒调贴敷双涌泉、双太冲穴。

血瘀质人群选用桃仁、川芎、吴茱萸 10g，诸药磨粉醋调贴敷双涌泉、双太冲、神阙穴。

（4）穴位贴敷需要注意哪些问题

高血压患者在治疗期间，忌食辛辣刺激，应适当运动、合理作息。穴位贴敷时，以贴敷部位局部皮肤发红、起小水泡为度。如所起水泡较大，可消毒后用无菌针头挑破，必要时涂擦烧伤膏，用无菌纱布包扎。出现些许皮肤瘙痒属正常现象，无须特殊处理，一般可自行消退。如出现严重瘙痒者，可予炉甘石洗剂涂擦，必要时予口服抗过敏药。若存在贴敷局部皮肤破溃、出血者，则不宜进行穴位贴敷治疗。

5. 足浴如何降压

俗话说"养树需护根，养人需护脚"。随着经济的发展和人民生活水平的提高，家庭足浴因其操作简便的特点，作为一种养生保健方式而走进千家万户。大量实验研究证实了足浴的治病和养生保健功效。

（1）足浴有什么优势

中医学认为足部是足三阴经、足三阳经的起止点，与全身脏腑经络都有非常密切的关系。足部穴位占据着全身穴位总数的十分之一，经常进行足浴能够刺激相应穴位，促进全身气血畅通，与此同时若能合理添加恰当的药物，既能做到引火归原，起到降低血压的效果，又能缓解血压偏高带来的头痛、头胀、失眠、耳鸣等症状。从西医学的角度看，使用热水泡脚，不但可以促进脚部血液循环，增强新陈代谢，降低局部肌张力，而且对消除疲劳状态、改善睡眠都大有裨益。

足浴作为中医外治法之一有着悠久的历史。中药足浴药物当中的有效成分未经胃肠破坏，同时也不会增加肝肾的负担，既发挥了降压中药的治疗效果，也减少了降压药物对胃肠道的刺激和药物带来的不良反应，比普通的温水足浴有更强的针对性，治疗和保健效果都十分显著。对降低血压、改善不适症状是十分有帮助的。

（2）足浴多长时间最好

足浴时间如果过短，很难达到预期的效果；但泡脚时间也并非越长越好。如果泡脚时间过长，首先，双脚的血管容易过度扩张，人体内血液更多地流向下肢，容易引起心、脑、肾脏等重要器官供血不足；其次，血液循环加快也会增加心、脑血管负荷，亦引起胸闷、头晕等反应，严重者甚至会发生昏厥。众多实验和研究表明，高血压患者进行家庭足浴的最佳时间为 20 ～ 30 分钟，最好不超过 40 分钟，进行足浴 20 分钟后降压效果不再增强。

（3）如何使用足浴降压

中药足浴不仅具有明显的辅助降压作用，而且能显著改善头晕、头痛、心悸、失眠、耳鸣等症状。在对体质进行辨别的基础上，结合自身症状，按体质取方才是最科学的。本着家庭取药简便易行的原则，我们推荐以下几个药味较少、操作较便捷的方子。

痰湿质当以燥湿祛痰、健脾和胃为治，可选用下方：

半夏白术天麻汤：法半夏、陈皮、天麻、炒白术各 30g。水煎取汁，放入浴盆中，待温时足浴，每次 15 ～ 30 分钟，每日 2 次，每日 1 剂，连续 3 ～ 5 天。

湿热质当以清热利湿为治，可选用下方：

钩藤枯草玉米须汤：钩藤、夏枯草、玉米须各 30g。将上药放入药罐中，水煎取汁，倒入浴盆中，候温时足浴，每日 1～2 次，每次 15～20 分钟，每日 1 剂，连续 7～10 天。

血瘀质当以平肝潜阳、活血化瘀为治，可选用下方：

葛根钩藤汤：葛根、赤芍、钩藤各 30g。将诸药水煎取汁，放入浴盆中，待温时足浴，可不断加热水以保持水温。每日晨起和晚睡前足浴。每次 30～40 分钟。

气虚质当以补养气血、健运脾胃为治，可选用下方：

白术茯神汤：白术、茯神各 30g。水煎取汁，放入浴盆中，待温时足浴，每晚睡前 1 次，每次 15～30 分钟，每日 1 剂，连续 7～10 天。

阴虚质当以补肾滋阴为治，可选用下方：

生地寄生汤：生地黄、桑寄生各 60g。水煎取汁，倒入浴盆中，候温足浴，每日 2 次，每次 10～15 分钟，每日 1 剂，连续 7～10 天。

6. 药枕如何降压

药枕疗法历史悠久，是一种集防衰抗衰、延年益寿、防病治病为一体的自然疗法。它是将具有一定降压作用的中草药经过加工或炮制后，装入枕芯之中，或者直接做成薄型药袋置于普通枕头之上，睡眠时枕用以发挥治病作用的一种中医内病外治疗法。药枕的制作材料一般选用松、柔、薄及透气性能良好的棉布或纱布以有利于药物的挥发，不用化学纤维、尼龙、的确良之类的布。对于叶类、花类中药在做药枕前必须充分晾晒，搓成碎末；根茎、木本、藤类中药必须充分晾晒或烘干，粉碎成粗末后使用；气味芳香含有挥发油之类的中药，一般不需要加工炮制，可以直接混入其他中药粉末中使用。对于种子类中药必须先去掉杂质，或者清洗后晒干使用；对于矿物质、角质类中药必须打碎成米粒状碎块，或者加工成粉末状后使用。

（1）药枕能有效降压吗

药枕疗法主要通过机械刺激、中药的药味药性刺激而激发颈项部的经络之气，促进人体气血畅通、阴阳平衡、经络疏通从而发挥降低血压的作用。另外，中药对血压有直接调节作用，药枕芯中的中药配方，大部分含有芳香开窍、活血通瘀的成分，也有的含有平肝凉血、醒脑安神的成分，这些中药成分可直接作用于皮肤、黏膜，渗入血脉之中，随着血液循环，直达全身各处，发挥理气调经、扩张血管、醒脑安神、活血化瘀、调整脏腑功能、降压安神、醒脑通窍的作用。最后，颈项部及后头部分布着丰富的血管和神经，如颈内动脉、颈外动脉、椎动脉及相应的各种静脉及其分支，穴位有风池、风府、大椎等，主要神经也有十余支。药枕疗法可以通过机械刺激的治疗作用再加上中药的作用，刺激颈枕部的血管、神经和穴位，调节神经、血管的功能，改善局部和全身的微循环，舒张血管，调节人体内环境的相对稳定，从而发挥降血压的作用。

（2）血压偏高用什么药枕

经过临床实践，发现下列药枕验方具有防治高血压的良好功效，可根据患者的具体情况灵活选用。

天麻钩藤枕

【原料】天麻 150g，钩藤 1500g，罗布麻叶 500g。

【制作】将上药晒干或烘干，一起研成粗末，装入枕芯，制成药枕。

【功效】平肝降压。

【适应证】适用于肝阳上亢型血压偏高人群。

菊枯菖蒲枕

【原料】野菊花 500g，灯心草 60g，夏枯草 200g，石菖蒲 150g，晚蚕沙 60g。

【制作】将上述中药晒干，粉碎成粉末，制成药枕。

【功效】平肝降压，化浊泻火。

【适应证】适用于肝火上炎型、痰浊内蕴型及湿热质血压偏高人群。

荷叶菖蒲枕

【原料】荷叶 1200g，石菖蒲 600g。

【制作】将荷叶、石菖蒲切碎，研成粗末，晒干或者烘干，装入枕芯，制成药枕。

【功效】化痰降浊，消暑降压。

【适应证】适用于痰浊内蕴型及痰湿质血压偏高人群。

化痰活血枕

【原料】郁金 200g，石菖蒲 200g，陈皮 300g，白芥子 800g，皂角 100g，大茴香 50g，冰片 30g。

【制作】将上述中药晒干或烘干，研成细末，装入枕芯，制成药枕。

【功效】化痰降浊，定眩降压。

【适应证】适用于治疗痰浊内蕴，痰湿质、血瘀质血压偏高人群。

桑叶地黄枕

【原料】桑叶 600g，干地黄 500g，牡丹皮 100g，巴戟天 400g。

【制作】将上述各药洗净晒干或烘干，一起研为粗末，制成药枕。

【功效】滋阴补阳，疏风活血。

【适应证】适用于阴阳两虚型老年血压偏高人群。

天麻杜仲双藤枕

【原料】天麻 150g，炒杜仲 200g，黄芩 180g，益母草 150g，栀子 120g，首乌藤 350g，朱砂 100g，钩藤 350g，川牛膝 350g，石决明 600g，丹参 300g，川芎 100g。

【制作】将上述中药共同研成粗末，混合均匀，装入纱布枕芯，外套丝绸枕套或外套棉布枕套即可。

【功效】平肝活血降压，清热除烦安神。

【适应证】适用于气郁质、血瘀质，睡眠差且血压偏高人群。

（3）使用药枕需要注意什么

一般情况下，每天晚上应枕用 8 小时以上，药枕使用 5 个月后，要更换新药芯。另外，药枕仅起辅助治疗作用，对于高血压患者，不要骤然停服降压药，应待血压下降平稳后，在医生指导下减量服药或停止服药。

7.传统功法可以降压吗

健身气功是以自身形体活动、呼吸吐纳、心理调节相结合为主要运动形式的民族传统体育项目，是中华民族悠久文化的重要组成部分。

气功是中国特有的养生保健术。早在 2000 多年前，中国最古老的医学经典著作《黄帝内经》中，就对中国传统的养生保健方法做了高度概括，如《素问·上古天真论》中说："法于阴阳，和于术数，食饮有节，起居有常，不妄作劳。"其中，"和于术数"就是要掌握养生保健、抗衰防老的方法，比如古代的气功锻炼（包括"吐纳""导引""按跷""行气""禅定""内丹""周天"等）。2000 多年前，古人也总结出了治病的方法，东南西北中每个地方都有不同的方法，中部地区强调导引按跷，也就是古代的气功。古人在生产、生活过程中还创造了许多种功法，比如"五禽戏""六字诀""八段锦""易筋经"等，这些都是古代很有名的功法。

人体有强大的自组织能力、自主的健康运动模式，这是中医经络气血论、脏腑气化论的基础。中医传统功法锻炼就是调理整体失调状态，增强机体的自组织、自修复能力的健康运动，是以"恢复健康"为主旨的系统方法。尊重和顺应人的自然能力，在"恢复健康"的过程中祛除疾病。中医传统功法中，蕴含着中医运动处方的系统要素，不仅包含着现代体育运动处方（有氧运动通过运动强度和时间量进行调控）的定量为主导的健身处方要素，还包含中医辨证导引（脏腑、经络、气血功能系统的稳态平衡调理）的定性为主导的中医运动处方内容，它对提升慢病的运动康复效果、提升人们的生活质量有独特的效果。

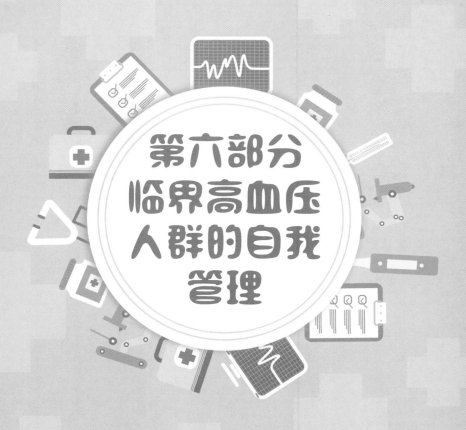

第六部分
临界高血压
人群的自我
管理

一、生活方式的改变可以让人变年轻

发表在 Aging 上的一项研究，由 San Diego 研究小组进行了一项具有突破性的临床试验。研究者招募了 43 名年龄在 50 ~ 72 岁之间的健康成年男性，进行为期 8 周的随机对照临床试验。治疗方案包括饮食、睡眠、运动和放松指导以及补充益生菌和植物营养素。治疗组在仅仅 8 周的时间里将自己的生物年龄减少了超过 3 年。研究证实，生活方式和饮食的改变可以很快降低我们的生物年龄，在两个月内通过改变饮食和生活方式"逆龄生长"。衰老是慢性病的主要驱动力，老化程度的降低帮助我们活得更健康、更长久。具体方案见表 6-1。

表 6-1　生活方式降低生物年龄研究方案

生活方式方案	具体实施
饮食方案	每周：3 份肝脏（1 份约 85g）、5 ~ 10 个鸡蛋。 每日：2 杯深色绿叶蔬菜（如羽衣甘蓝、瑞士甜菜、菠菜、蒲公英、芥菜）、2 杯十字花科蔬菜（如西兰花、卷心菜、花椰菜、抱子甘蓝、白菜、芝麻菜、羽衣甘蓝、芥菜、豆瓣菜、大头菜、萝卜、甜菜）、3 杯其他彩色的蔬菜（不包括土豆、甜玉米、红薯等）、1 ~ 2 个中等甜菜、4 汤匙南瓜籽、4 汤匙葵花籽。

生活方式方案	具体实施
	平衡膳食脂肪：食用椰子油、橄榄油、亚麻籽油和南瓜籽油。 避免食用：添加糖 / 糖果、乳制品、谷物（限制碳水化合物并轻度间歇性禁食）、豆类。 补充益生菌和植物营养素：4000 万 CFU 植物乳杆菌（L. plantarum）的益生菌
运动方案	该方案包括每天至少锻炼 30 分钟，每周至少锻炼 5 天，强度为最大感知疲劳的 60% ～ 80%
放松方案	每天进行两次引起放松反应的呼吸练习以减轻压力
睡眠方案	建议每晚至少睡 7 个小时

结果显示：对唾液样本进行全基因组 DNA 甲基化分析，并计算生物学年龄后发现：8 周后的试验结果显示，与对照组相比，治疗组的参与者在统计学上显著减少了生物年龄高达 3.23 岁（$P=0.018$）。治疗组的受试者与刚开始时相比，平均年轻 1.96 岁（$P=0.066$）。治疗组的平均血清 5– 甲基四氢叶酸（+15%，$P=0.004$）和平均甘油三酯（–25%，$P=0.009$）的血液生物标志物变化显著。

该研究第一作者、美国功能医学研究院 Kara Fitzgerald 博士说："令人兴奋的是，食物和生活方式，包括特定的营养素和已知能选择性改变 DNA 甲基化的食物化合物，能对我们的 DNA 甲基化模式产生如此大的影响。我相信，这一点，加上我们所有人测量和跟踪 DNA 甲基化年龄的新可能性，将为科学家和消费者提供重大的新希望。"

什么是 DNA 甲基化

DNA 甲基化是一种重要的表观遗传学标记，在调控基因表达、维持染色质结构、基因印记、X 染色体失活以及胚胎发育等生物学过程中发挥着重大的作用。甲基化水平随年龄改变，并影响寿命。

形成健康生活方式，消除不利于身体和心理健康的行为和习惯，在任何时候对任何血压升高人群（包括临界高血压者和需要药物治疗的高血压患者）都是合理、有效的措施，其目的是降低血压、控制其他危险因素和改善临床情况。研究表明，生活方式干预对降低血压和心血管危险的作用肯定，所有患者都应采用，主要措施包括：

减少钠盐摄入，每人每日食盐摄入量逐步降至 < 6g，增加钾摄入。

合理膳食，平衡膳食。

控制体重，使 BMI < 24kg/m^2；腰围：男性 < 90cm，女性 < 85cm。

不吸烟，彻底戒烟，避免被动吸烟。

不饮或限制饮酒。

增加运动，中等强度；每周 4 ～ 7 次；每次持续 30 ～ 60 分钟。

减轻精神压力，保持心理平衡。

规律作息，顺应自然。

避免寒冷刺激。

远离空气污染。

二、改变重口味，减少钠盐摄入，增加钾摄入

钠盐是引起血压升高的主要诱因，盐的摄入量与高血压的发病率显著相关。临床观察显示，不少轻度高血压患者只需限制盐的摄入，就能使血压明显下降。即使是重度或顽固性高血压患者，低盐饮食也常可增强降压药的疗效，并且减少降压药物的不良反应及药品费用。因此减少食盐摄入是最经济、最可行的策略。增加膳食中钾摄入量可降低血压，钾和钠像是坐了跷跷板，钾高了，可以抑制钠的吸收，并促进钠从尿液排出，降低体内钠含量；同时还可以对抗钠升高血压的不利影响，对血管有保护作用。

1. 日常生活中如何减少钠盐摄入

为了预防高血压的发生和降低高血压患者的血压，食盐摄入量应逐渐减少至每天 6g，包括家庭烹饪用盐及高盐调味品。据统计，中国人每天摄入盐在 20g 左右，远远超出 6g 的量，因此必须重视盐的摄入，尤其是临界高血压人群以及高血压患者，应采取各种措施，限制钠盐摄入量。

主要措施包括：

（1）减少烹调用盐及含钠高的调味品（包括味精、酱油），学习一些低盐又美味的烹饪技巧，例如用柠檬汁、酸橘汁的酸味弥补味道的淡薄，用菌类熬制高汤代替酱油、味精等。学会激发食物自身的鲜美。可以充分利用葱、姜、蒜、花椒的味道帮助控盐，方法见表 6-2。

表 6-2　利用葱、姜、蒜、花椒的味道帮助控盐的方法

调料搭配	具体做法
禽肉多放蒜	烹调鸡、鸭、鹅等禽肉类时,适当多放些蒜,可使肉更香,增强降压效果
畜肉多放花椒	烧肉类,尤其是牛肉、羊肉等畜肉时,放些花椒可祛寒、消毒抗菌,还能起到扩张血管、降血压的作用
鱼类多放姜	烹调鱼类时,适当加些生姜,可缓和鱼的寒性,去除腥味,还能降压
贝类多放葱、蒜	烹调贝类时多放葱、蒜,具有解毒抑菌、控压防癌抗癌等作用

（2）避免或减少含钠盐量较高的加工食品,如咸菜、火腿、各类炒货和腌制品。

（3）建议在烹调时尽可能使用定量盐勺,以起到警示作用。

2. 日常生活中如何增加钾盐摄入

增加钾摄入的主要措施有:

（1）增加富钾食物（新鲜蔬菜、菌类、水果和豆类）的摄入量。

（2）不建议服用钾补充剂（包括药物）来降低血压。

（3）肾功能不全者补钾前应咨询医生。

3. 在外就餐时如何避免摄入过多盐

（1）尽量多点蔬菜类菜品,以摄入充分的维生素和钾,有利于体内钠钾平衡。

（2）少选腌制的食物如咸鱼、腊肉、火腿、香肠、腌菜等,如果点的是套餐,则最好少吃或不吃其中的小菜（通常

是咸菜）。

（3）豆瓣酱、甜面酱等酱类作料中也含有大量盐，因此最好不选蘸酱菜。

（4）吃火锅的时候尽量选清汤锅底，多涮蔬菜，少蘸酱料。

（5）夹菜的时候尽量沥沥汤汁，不吃汤泡饭，因为汤汁中含有很多食盐。

（6）尽量不点炒饭、炒饼、盖浇饭等加入大量油和盐的主食，以清淡的粥、杂粮饭为宜。

（7）如果只是中午在外就餐，那么在早餐和晚餐时，饮食清淡一些。平衡一下一天食盐的摄入量，不超过安全的食盐摄入量。

（8）如果吃得咸，可以在饭后吃些含钾多的水果。钾离子的摄入可以促进钠离子的排泄，减少对身体的伤害。水果中钾离子比较丰富的首推香蕉、橘子。

在外进餐或赴宴吃了高盐食物怎么办？

多喝水促排钠，但不要喝含糖饮料。

吃富含钾的蔬果，喝不加糖的淡豆浆都可以促进钠排出。

一顿吃咸了，接下来的一两天就尽量清淡饮食。尤其是高血压患者，一定要养成低盐饮食习惯。

4. 低盐饮食就是盐越少越好吗

钠对人体至关重要，低盐饮食并不是说吃盐越少越好，更不是不吃盐。钠离子能调节细胞和血液中的水分，有助于细胞功能的正常发挥，有预防脱水的作用。而人主要通过摄入食盐来补充钠离子，过度限盐反而不利于健康。钠盐摄入不足，会使细胞内外渗透压失去平衡，促使水分进入细胞内，产生程度不等的水肿，如果出现脑水肿，轻者表现为意识障碍，包括嗜睡、乏力、神志恍惚等症状，严重者可能发生昏迷。如果长期过度限制盐的摄入，会导致血钠偏低，从而引起神经、精神症状，出现眩晕、食欲不振、四肢无力等现象，严重时还会出现恶心、呕吐、厌食、脉搏细弱、心率加速、肌肉痉挛、视物模糊、反射减弱等症状，这在医学上称为"低钠综合征"。

5. 血压升高了可以吃低钠盐吗

低钠盐可以减少钠的摄入量，对于降低高血压的患病率和防治心血管疾病有很好的效果，但是低钠盐并不适合所有高血压患者。因为低钠盐虽然钠含量减少，但增加了钾等离子，对于血钾水平过高、排钾功能障碍者是极其不利的。因此，高钾血症患者、肾功能不全者、服用排钾药物的高血压人群不宜食用低钠盐。

6. 注意：食盐摄取量不可骤然降低

不要突然停止食盐的摄入或骤然降低食盐摄入量，否则会破坏体内电解质平衡。尤其对于上了年纪的人来说，由于其自身调节能力的降低，血流量会骤然降低，从而易引发脑梗死。因此，减盐可分阶段逐渐递减，假如最初盐的摄入量为 10g，可逐渐递减为 8g、6g、5g、4g，这样有助于平稳降低血压。

三、合理饮食，平衡膳食

1. 饮食与健康有什么关系

从中医角度来看，《难经》中载："人赖饮食以生，五谷之味，熏肤，充身，泽毛。"饮食的滋养是人体赖以生存的基础。一个人一生中摄入的食物可达甚至超过自己体重的 1000～1500 倍，这些食物中的营养（中医称之为"水谷精微"）几乎全部转化为机体的组织和能量，以满足生命活动的需要。中医学从整体观出发，认为饮食进入机体，通过胃的受纳、脾的运化，形成水谷精微，然后输布全身，从而滋养人体。这种后天的水谷精微和先天的真气结合，形成人体的正气，从而维护正常的生命活动并抗御邪气。此外，还可形成维护机体生命的基本物质"精"。"精"藏于五脏，是脏腑功能活动和思维、意识活动，即"神"的基础。精、气、神为人体之三宝，生命之所系，他们都离不开饮食的滋养。所以，战国时期的名医扁鹊曾经说："安身之本必资于饮食。不知食宜者，不足以存生。"中医学早在一千多年以前，就有用动物肝脏预防夜盲症，用海带预防甲状腺肿大，用谷皮、麦麸预防脚气病等的记载。

从西医角度来看，合理的饮食、充足的营养，能提高人的健康水平，预防多种疾病的发生发展，延长寿命。不合理的饮食，营养过度或不足，都会给健康带来不同程度的危害。饮食过度会因为营养过剩导致肥胖症、糖尿病、胆石症、高脂血症、高血压等多种疾病，甚至诱发肿瘤，如乳腺癌、结肠癌等。不仅严重影响健康，而且会缩短寿命。长期摄入营养不足，如缺少蛋白质和碳水化合物就会出现肝功能障碍；缺乏某种维生素就会出现夜盲症、脚气病、口腔炎、维生素 C 缺乏病、软骨症等；缺乏某些微量元素，如缺少钙质会出现佝偻病，缺乏磷质会出现神经衰弱，缺乏碘会出现甲状腺肿，缺乏铁质会出现贫血，缺少锌和钼则会出现身体发育不良等。而通过食物的全面配合，或有针对性地增加上述食物成分就能预防和治疗这些疾病。饮食的卫生状况也与人体健康密切相关，食物上带有的细菌、霉菌及毒素和有毒化学物质，随食物进入人体，可引起急、慢性中毒，甚至可引起恶性肿瘤。总之，饮食得当与否，不仅对自身的健康和寿命影响很大，而且影响后代的健康。

2. 临界高血压有什么饮食推荐

DASH 饮食

早在 20 世纪 90 年代，研究人员开始认真研究高血压以及如何通过饮食而不是药物来治疗高血压。通过研究，科学家们了解到，单纯增加植物性食物的摄入量会对心脏健康产生重大影响，称这种饮食模式为 DASH。DASH 是 dietary approaches to stop hypertension（饮食途径阻止高血压）的缩写。它鼓励人们减少钠摄入量，同时增加钙、钾和镁等有助于降低血压的营养素的摄入量。其宗旨是通过摄入多样化的食物，来摄取钾、钙和镁，并减少钠含量，达到治疗或预防高血压的目的，比起吃药来也更天然。另外，和其他饮食法比起来，可以摄取的食物相对没有限制，像"生酮饮食"的原则是"高脂肪、低蛋白质、超级低碳水化合物",但DASH饮食鼓励我们除多吃蔬果外,肉类、脂肪也要适当摄取,因此更能达到营养均衡的目的。执行DASH饮食要以新鲜蔬菜、水果、低脂(或脱脂)乳制品、全谷物、禽肉、鱼、大豆和坚果作为饮食基础,并且减少糖及含糖饮料的摄入量。此饮食结构中饱和脂肪酸和胆固醇水平低,富含钾、镁、钙等微量元素,以及优质蛋白质和纤维素,能帮助身体排出多余的盐分,减少反式脂肪、饱和脂肪的吸收,促进血液流通顺畅,达到降血压的效果。依从DASH饮食能够有效降低冠心病和脑卒中风险。

3.DASH饮食怎么吃

具体见表6–3。

表6–3　DASH饮食示例

食物	提取份数	举例
全谷物	6～8份/天	DASH饮食的主食,就是没有经过精制的全谷物,如糙米、小麦、燕麦、全麦面包等
蔬菜	4～5份/天	几乎所有蔬菜都适用于DASH饮食
水果	4～5份/天	尽量选择新鲜水果,连皮、果肉一起吃,如果担心糖分太高,可以选择小番茄、柚子等
乳制品	2～3份/天	主要是以低脂肪或脱脂为主。
肉类	3～6份/天	以白肉为主,摄取红肉的频率,每周不超过2次
坚果、豆类	4～5份/周	如花生、核桃、豌豆、四季豆、黄豆等

食物	提取份数	举例
油脂	2～3份/天	更建议使用植物油替代动物油，如橄榄油、芥花油、葵花籽油等

注：份，即食物交换份

食物交换份是营养学上的一个概念，凡能产生90千卡热量的食物即为1个食物交换份。换句话说，每个食物交换份的食物所含的热量都是90千卡，但其重量不同。1个食物交换份的食物相当于米面25g，绿叶蔬菜500g，水果200g，牛奶160g，瘦肉50g，鸡蛋（带壳）60g，油10g。也就是说，吃绿叶蔬菜500g（即1斤），才与吃50g（即1两）瘦肉的热量相当。

（1）为什么推荐高膳食纤维饮食

高膳食纤维饮食可帮助排出体内多余的钠，膳食纤维可吸附肠道内的有害物质，促进排便，促使令血压升高的钠离子排出体外。膳食纤维具有调节糖类和脂类代谢的作用，能结合胆汁酸，避免其合成胆固醇沉积在血管壁，从而防止动脉硬化。此外，膳食纤维还能预防便秘，避免因便秘引起的血压升高。

（2）如何获得高膳食纤维

粗粮、蔬果是膳食纤维的主要来源。粗粮富含膳食纤维，日常饮食不要吃得过于精细，要粗细搭配食用，比如用全麦粉和小麦粉一起蒸馒头，用豆类和大米混合起来蒸饭、煮粥等。蔬菜，如菠菜、芹菜、油菜等绿叶菜，以及红薯、芋头等薯类，都富含膳食纤维。多吃水果，并且最好在保证食品安全的情况下带皮食用水果，以增加膳食纤维的摄入量。

（3）为什么要避免饮食过甜

大量食用甜点、蛋糕等高糖食物，一方面会引起体内血糖快速升高，刺激胰岛素大量分泌（胰岛素的功能之一就是促进脂肪形成），进而引起肥胖，而肥胖正是高血压的一大诱因。另一方面，容易引起胰岛素抵抗，不利于血糖的控制，高血压和高血糖通常相互关联，不但使心脑血管的损害雪上加霜，而且特别容易伤害肾、眼等器官。另外，甜点、蛋糕等含有过多反式脂肪酸，会加重高血压的病情。所以，临界高血压人群一定要限制糖的摄入，少吃高糖食物。

（4）如何减少添加糖的摄入

甜品中的糖可通过限制食用量或者降低制作过程中的用糖量，来减少糖摄入。

烹调时也要少加糖，如果喜欢用糖调味，要控制用量。

在选购包装食品时，要先看看食品营养标签，尽量选择低糖食品。

市场上的普通酸奶含有较多的蔗糖，不宜过量食用，应尽量选择原味酸奶、无糖酸奶。

（5）为什么要减少反式脂肪、饱和脂肪的摄入

脂肪也有好坏之分。脂肪摄入过量易引发肥胖等代谢疾病，增加罹患高血压的风险。构成脂肪的脂肪酸可分为饱和脂肪酸和不饱和脂肪酸，其中不饱和脂肪酸还可进一步分为

单不饱和脂肪酸和多不饱和脂肪酸。对身体不利，明显升高血液总胆固醇水平的是饱和脂肪酸。

因此，临界高血压人群应减少饱和脂肪酸的摄入量，尤其要减少动物性脂肪如猪油、肥肉、动物皮及黄油等的摄入，以预防血脂异常，防止高血压进一步发展。同时，还要注意适当摄入不饱和脂肪酸，尤其是单不饱和脂肪酸。建议血压偏高者可以适当摄入富含单不饱和脂肪酸的橄榄油、大豆油、葵花籽油和坚果类食物等，以及带鱼、金枪鱼、三文鱼等鱼类。

4.现实生活中该怎么吃

《素问·脏气法时论》指出："毒药攻邪，五谷为养，五果为助，五畜为益，五菜为充，气味合而服之，以补精益气。"这一思想奠定了中医饮食营养学的基础，构建了《内经》主要膳食结构模式。不但提出谷畜果菜对人体的补养作用，更重视五谷、五果、五畜、五菜的合理搭配及五谷、五果、五畜、五菜的主从地位。《素问·五常政大论》强调："谷肉果菜，食养尽之。"谷类、肉类主要为人体提供必需营养，是食用的主体；水果、蔬菜为人体提供所需营养，是食用的补充。

（1）谷薯类怎么吃

每天摄入全谷物和杂豆 50～150g。

对于中国很多城市居民的食谱来说，粗粮是相对缺乏的品种。那么，粗粮就是高粱、玉米这种杂粮吗？其实，粗粮的范围很广，还包括全麦、全稻这种未经精加工的米和面，以及红豆、绿豆这些杂豆类，红薯、紫薯这些薯类等。未经过精加工的糙米、全麦面粉等全谷物，以及玉米、高粱、燕麦、小米、薯类、豆类等杂粮，具有较高的营养价值，在日常饮食中应适量摄入。

粗粮"优点"多

相对于精白米面来讲，粗粮中的 B 族维生素、矿物质等的含量更加丰富。尤其是维生素 B_1。我国居民缺乏维生素 B_1 的情况很普遍，其实与我们吃太多的精白米面而少吃粗粮有关。粗粮中的大多数营养物质主要集中在谷皮与胚芽中，而在将谷物加工为精白米面的时候，这两个部分都去掉了，最终我们吃到的部分含淀粉较为丰富，含矿物质和维生素较少。所以可以这么说，精细粮将谷类中的一些营养成分浪费掉了。

粗粮中富含膳食纤维

膳食纤维对血压的好处有很多，如改善血管弹性、防止便秘、控制热量摄入等，这些对控制血压都有很好的效果。

五谷杂粮虽好，但也不能拒绝细粮，只吃粗粮也是不健康的。因为粗粮会影响蛋白质、维生素以及一些矿物质的吸收，过量食用粗粮会导致营养不良。

根据《中国居民膳食指南（2016）》的建议，成年人每天适宜摄入的全谷物和杂粮杂豆类为 50 ~ 150g，占主食总量的1/3。对于高血压人群来说，每天适宜摄入的全谷物和杂粮杂豆比例可稍高一些，但最好不超过 150g。

此外，日常饮食中要注意粗细搭配或粗细粮轮流食用，这样才能使粗细粮中的营养成分互补，以满足机体需要。

红豆、绿豆、芸豆、扁豆等杂豆类中钾的含量十分丰富，钾可以促进体内钠排出体外，有利于高血压患者血压的控制；

在日常食用时，可以搭配大米、燕麦、小米、玉米等谷类食物做成五谷米饭、八宝粥、红豆汤、绿豆汤等。

（2）蔬菜怎么吃

多吃蔬菜，保护心血管。血管硬化是导致心脑血管疾病的主要原因之一，多吃蔬菜，尤其是绿色蔬菜能很好地软化血管，预防心脑血管疾病。蔬菜可以提供丰富的维生素 C，维生素 C 能够清除多余的胆固醇，避免血管因胆固醇堆积而出现硬化。绿色蔬菜还能提供叶酸，可预防因同型半胱氨酸升高而引起的动脉硬化、冠心病等。此外，蔬菜还能提供类黄酮等抗氧化成分，延缓血管老化。

每天至少 5 种，种类越丰富越好

蔬菜可以分叶菜、瓜茄、菌菇、根茎类等多种，不同种类的蔬菜营养成分不尽相同，每天 300 ~ 500g 的量不应是单单一种或两种蔬菜，种类应该尽量多一些，既可避免口味单调，又能摄取多种营养成分。一般来说，500g 蔬菜最好选择 5 种以上，种类越丰富越好。多选择如菠菜、香菇、紫菜、冬瓜、木耳、洋葱、苦瓜、扁豆、黄瓜、苋菜、豆芽等高钾低钠的品种。相比其他蔬菜，红薯、土豆、芋头、莲藕、南瓜、山药等根茎类蔬菜，淀粉含量比较高，可将其归入主食的行列。需要注意的是，将它们当饭吃的时候，最好搭配其他五谷类主食，并且最好用蒸、烤、煮的烹饪方式，既不加盐加糖，也不加油，发挥其营养优势。如果大量摄入根茎类蔬菜，那么就要相应减少其他主食的摄入量，以维持总热量平衡。同时也要注意绿叶类蔬菜的摄入量。

凉拌、快炒，全营养又低盐

对于大部分蔬菜来说，直接生吃、凉拌、做馅等都是不错的方法，能减少用油量，使热量更低，也能保全更多的维生素，还可以选择急火快炒或加入面、汤中煮食，尽量不油炸。

（3）水果类怎么吃

水果含有丰富的维生素和矿物质，可护血管、降血压。研究证明，增加水果摄入量有利于身体健康。水果富含人体所需的多种维生素和矿物质，鲜枣、猕猴桃、橙子含丰富的维生素 C，香蕉、苹果、柚子等含大量钾，特别是高钾水果，对高血压患者很有益。

尽量吃完整的水果

2015 年版《美国膳食指南》提出健康的饮食模式要包括水果，尤其是吃"完整的水果"。这里的完整水果主要是指水果要尽量带皮吃。很多人在吃水果时往往会把果皮弃去不要，其实很多果皮不仅富含维生素 C、膳食纤维，还含有抗氧化的花青素和其他多酚类物质，甚至含量比果肉还多。例如，苹果皮中的总多酚含量达 307mg/10g，总黄酮为 184mg/100g，原花青素为 105mg/100g，这些都是有利于控制血压的成分；再如西瓜皮，相比西瓜瓤，其糖分少，有很好的清暑热、除心烦的功效，更适于临界高血压人群在夏季食用。因此，临界高血压人群吃水果最好带皮一起吃，或是把皮留下来晒干、泡茶或煮水饮用，如苹果皮、梨皮、橘皮等；也可以与果肉一起榨汁饮用，或是做成菜食用。

优选新鲜应季水果

吃水果时还有一个原则，那就是优选新鲜应季水果。"新鲜"这一点不难理解，因为新鲜的水果才能保留更多的营养成分，口感也会更好。现在反季节水果越来越多，相对于这些水果，应季水果经过充分的日晒，口感营养等更优，如夏季的桃、秋末冬初的鲜枣等。

注意果汁不可代替水果

鲜榨果汁看上去很时尚，口感也很好，但《中国居民膳食指南（2016）》中明确提出"喝果汁不能代替水果"。这是因为鲜榨果汁远没有我们想象得那么好。

果汁让你得到了很多糖分，却失去了很多膳食纤维和维生素，因为过滤后的果汁除了糖分，膳食纤维所剩无几，而且容易进食过量，比如直接吃 1 个橙子就很饱了，可是打成橙汁就可能一口气"吃"下 3 个橙子，相当于摄入了更多糖。过多的糖会引发肥胖、糖尿病等慢性病。而膳食纤维摄入过少则失去了进食水果的意义，无法发挥调节肠道、预防肥胖等作用。

水果中的维生素 C 遇到空气会发生氧化，如鲜枣、橘子、猕猴桃等水果的维生素 C 含量很高，接触空气很容易变色氧化，大量流失。有时候喝不完的鲜榨果汁放入冰箱，存放时间越久，维生素 C 被氧化得越多。

水果最好直接吃

水果是膳食纤维、钾、磷、维生素 C、芳香物质的主要来源。吃水果的健康意义之一，就是为人体提供膳食纤维，"喝糖水"不是水果的价值所在。健康人的牙齿就是为了咀嚼食物，成年人每天喝果蔬汁，一则浪费了牙齿的功能，二则摄入膳食纤维过少，也不利于肠道健康。

对于咀嚼能力差、消化不良的人群，比如老年人、产褥期人群，以及胃肠消化功能极差的重病患者、放化疗的癌症患者等，直接吃水果不易消化，那么可以适当喝鲜榨果汁，好过一点水果也不吃。但是注意不要过滤，现喝现打，还可以与蔬菜搭配，以减少糖分摄入。

（4）肉蛋水产类怎么吃

精准掌握每天的进食量

为了更好地控制血压，临界高血压人群要少吃点肉食。那么这个"少吃点"具体是多少呢？可以参考表6-4。

表6-4　肉蛋水产每日建议摄入量

种类	数量
肉类	畜肉＋禽肉，40～75g
鱼虾类	40～75g，相当于5～7只虾
蛋类	50g，相当于1个鸡蛋

首选白肉

血压高的人，只要选择正确的食材和正确的烹调方式，适当吃点肉是可以的。首选鱼虾类、禽肉，然后是畜肉，畜肉以瘦肉为好，不建议选择肥肉。另外，要远离腊肉、香肠、咸肉等高盐高脂的肉类，这些对血压控制不利。

可每天吃1个鸡蛋。鸡蛋中含有较高的胆固醇，很多人因此不敢吃鸡蛋。对于不合并血脂异常的高血压患者来说，鸡蛋的摄入量不必限制过严，每天吃1个鸡蛋完全是合理的。

但伴有高胆固醇血症的高血压患者，还是应该适当限制鸡蛋的食用量，可隔天 1 个或每周 3 ～ 4 个全蛋。

炖汤去油腻有妙招

浓汤的上层通常浮着一层油，让人感到油腻。那么汤上的油可否轻松去除呢？

一般人会在炖汤时，或汤炖好后，用勺子或其他工具撇去上面的一层油。如果汤上的油不容易撇净，有一个简单的办法，取圆盘状的紫菜，轻轻揭起一层，并尽量保证其完整。待汤快炖好时，将火开到最小，然后把紫菜平放在锅里，待其吸饱了汤上的油，开始慢慢下沉时，用漏勺迅速将其捞出来，汤上的油就基本上去除了。或者市面上在售的吸油纸，也是可以考虑的。

吃了大豆制品应减少鱼和肉的摄入

大豆蛋白质含量相当高，而且是非常优质的植物蛋白质，有"地里长出来的肉"之称。同时，还含有丰富的卵磷脂，可以降低血液中的胆固醇，调节血脂；大豆中的低聚糖可促进肠道内有益菌的繁殖，有利于肠道健康。

因此，建议临界高血压人群三餐中可以适当多吃一些大豆及其制品，但要注意减少动物性食品，这样做不仅可以获得优质蛋白质，还可避免因食用动物性食品而摄入过多的脂肪与胆固醇，从而降低患高血压的风险。

远离看不见的隐形肥肉

肥肉中蛋白质、维生素等的含量微乎其微，90% 的成分是脂肪，而且是饱和脂肪酸。吃多了肥肉会导致胆固醇超标，引起动脉硬化、高血压等疾病。但餐桌上一些看似并不油腻的食物，如动物内脏、肉皮等，都含有大量的胆固醇，因此又被称为"隐形肥肉"。

表 6-5 提供了一些烹饪小诀窍，有助于降低胆固醇和脂肪。

表 6-5　可以降低胆固醇和脂肪的烹饪小诀窍

方法	具体措施
炖煮	肉类用小火炖煮较长时间，可以使脂肪溶入汤中，从而减少肉中脂肪的含量。同时肉中的胆固醇也会随脂肪进入汤中。等烹调完毕后，可以将汤中的脂肪撇出，再吃肉喝汤，就可以减少脂肪和胆固醇的摄入
荤素搭配	选择富含膳食纤维的蔬菜与肉类搭配可以降低肉食中的胆固醇，如海带炖肉、黄豆扒肘子、辣椒炒肉等。黄豆中的植物固醇及磷脂可降胆固醇，辣椒中的辣椒素可以减肥。此外，魔芋、木耳、豆腐皮等也都是降低胆固醇的好食材
加生姜	炒肉、炖肉时加生姜烹调，不仅能增味提鲜，还可降低胆固醇。研究发现，生姜中的类水杨酸成分能有效防止血液凝固，预防心脑血管疾病
加大蒜	烹调肉食时加入大蒜，不但能解腻增香，还能促进胆固醇代谢。需要注意的是，大蒜的用量不宜过多，每天食用量不要超过 70g

（5）奶类及其他怎么吃

每天宜喝牛奶 300mL 左右

牛奶及奶制品中不仅富含钙，其他矿物质和维生素含量也很高，建议临界高血压人群每天可以摄入相当于鲜牛奶 300mL 的奶类及奶制品。

健康吃油，要控制烹调温度

因为烹调油以不饱和脂肪酸为主，热稳定性低，高温加热易产生有害物质，所以烹调温度要尽量降低。做菜的合适油温很容易测定。先扔进去一小片葱白，看看四周会不会冒泡，如果泡太少，就说明温度不够；如果泡多而不变色就是温度合适；如果颜色很快从白变黄，说明温度已经过高。

乳糖不耐受的临界高血压人群可以选择喝酸奶

酸奶是由牛奶发酵而来，牛奶中的大部分乳糖在发酵过程中被水解，因此相对牛奶而言，酸奶更适合乳糖不耐受的人。

此外，在牛奶发酵成酸奶的过程中，钙质并没有损失，蛋白质虽然水解了一部分，但更容易被人体吸收。酸奶还富含大量的乳酸菌，有调理肠胃、改善便秘等益处，血压偏高人群喝酸奶是不错的选择。

喝酸奶的注意事项

酸奶中的乳酸菌不耐高温，因此酸奶一定不要过度加热，否则起不到保健作用，保存时也一定要冷藏。

酸奶最好在饭后饮用，因为空腹时胃液酸度较高，如果这时喝酸奶，酸奶中的有益菌会被胃酸杀死，其营养价值大大降低，而饭后胃酸已经被稀释，这时喝酸奶可更好地发挥作用，特别是在饭后 2 小时内饮用效果最佳。

酸奶最好选择无糖的原味酸奶，以避免升高血糖。

酸奶的浓稠度与营养没有关系，只与制作方法有关。

四、控制体重：控制热量摄入、增加体力活动和行为干预

建议所有超重和肥胖患者减重，将体重维持在健康范围内。人体是否肥胖，计算方法有两种。

国际标准：1997年世界卫生组织召开的肥胖问题专家会议上通过了一个测量体重和肥胖的国际标准，以"体重指数（BMI）"来衡量，即人体体重（kg）/人体身高的平方（m^2）。BMI：$19 \sim 24kg/m^2$ 为体重正常；BMI ≥ $24kg/m^2$ 为体重过重；BMI：$25 \sim 28kg/m^2$ 为预肥胖；BMI ≥ $28kg/m^2$ 为肥胖。

简便方法：正常体重（kg）= 身高（cm）–105，超过10%为超重，超过20%为肥胖。由于肥胖人过多的脂肪多在身体的上半部沉积（内脏和腹部），也可粗略地将女性腰围 ≥ 85cm、男性腰围 ≥ 98cm定为肥胖。临界高血压人群应控制体重，保持体重指数在 $24kg/m^2$ 以下。

1. 怎样控制热量的摄入

在膳食平衡基础上减少每日总热量摄入

控制高热量食物（高脂肪食物、含糖饮料和酒类等）的摄入。

适当控制碳水化合物的摄入。

2. 如何判断食物热量高低

掌握四个基本规律：

（1）食物中的水分含量越大，热量值越低。反之，干货越多，热量值越高。举个例子，不同蔬菜相比，水分大的蔬菜热量最低，比如冬瓜、黄瓜、生菜等，热量只有 $10 \sim 20$

kcal /100g 的水平。相比而言，甜豌豆、豆角等也算高水分食物，但"干货"略多一些，热量就到了 30 ～ 50 kcal /100g；含有淀粉的土豆、山药之类，热量就更高了，能到 60 ～ 80 kcal /100g 的水平。

（2）对水果、蔬菜、果汁、甜饮料等食物来说，碳水化合物含量越高，热量越高。这类食物中通常脂肪含量很低（榴梿和牛油果例外），蛋白质也很低。它们的主要热量来源是碳水化合物（包括糖和淀粉），特别是糖。所以，同样一种水果，比较甜的品种就比不甜的品种热量高。

（3）在"干货"总量差不多的情况下，脂肪含量越高，热量值越高。因为 1g 蛋白质和淀粉 / 糖的热量是 4kcal，而 1g 脂肪是 9kcal，所以在干货数量大致相当的情况下，脂肪的比例越大，热量值就越高。比如说，同样是含水量很低的完整植物种子，红小豆的热量是 324kcal/100g，黄豆是 390kcal/100g，生花生是 574kcal/100g。因为它们三者的脂肪含量分别为 0.6%、16% 和 44%。

（4）在标注热量值一样高的情况下，消化吸收率越高，热量就越高。食物中的膳食纤维会延缓消化吸收速度，抗性淀粉也不容易消化吸收。但是，抗性淀粉往往也被算在热量值中。抗性淀粉很难在小肠中消化，会直接进入大肠，成为大肠中有益细菌的"粮食"，产生有助健康的"短链脂肪酸"。天然的全谷杂粮、淀粉豆类、薯类，都有一部分的"抗性淀粉"。但是，经过精制加工，去掉了膳食纤维的食物，消化吸收率通常都会很高，比如米饭馒头、饼干面包等。

3. 增加体力活动

可以进行规律的中等强度的有氧运动，减少久坐时间（详见"增加运动，持之以恒"）。

4. 什么是行为干预

（1）节食意识

其实，节食减肥光靠忍耐是很难成功的。况且，即使体重暂时下降，还必须不让体重恢复才算减肥成功。如果你能从改变行为和自我意识下手，减肥一定更容易成功。朋友正在吃蛋糕，电视上正播出令人垂涎的美食节目，身旁的人正吃面吃得津津有味，这些行为，都会放肆地挑逗你的味觉神经，刺激着你的食欲，摧毁你的减肥大计。与其瞪着桌上的佳肴拼命地吞口水忍耐，不如把食物收起来，眼不见为净。所以，去除刺激食欲的源头，就是节食成功的第一项关键。

（2）你真的饿吗

节食失败的最大原因就是无法战胜"空腹感"。"空腹感"可以分成两种，一种是血糖降低引起的饥饿感；另一种是因为无聊、疲倦或情绪不稳，造成的假空腹感。前者是生理上真正的"空腹感"，后者则是假的，或称为"渴望感"。当你有空腹的感觉时，先静下来分析一下，究竟是不是真正的"空腹感"。先进行下列五个行动，如果发现空腹感消失了，就不是真正的"空腹感"。

行动1：伸手去拿食物前，先等三分钟。

行动2：拿走刺激食欲的东西。

行动3：采取不同的行动：冲个澡，关掉电视机改成看书，或是打电话给朋友等，改变行为和心理的感觉。

行动4：转移阵地。

行动5：避免孤独：无聊、寂寞也会引起空腹感，只要和人讲讲话，就能够在情感交流中扫除空腹感。

（3）如何克服"渴望感"

肚子不饿却一直吃东西，正是减肥失败的一大杀手。除了利用前面的方法了解"空腹感"与"渴望感"的不同，了解自己想吃东西的原因，分析想吃东西的状况，更有助于你减肥成功。如果实在无法忍受，一定非吃东西不可时，不妨喝无糖的咖啡、茶、天然的蔬果汁，或吃耐嚼的小鱼干、低热量的海带等来解馋。

（4）什么是节食中的"魔鬼考验期"

你知道什么叫节食中的"魔鬼考验期"吗？也许节食中的你常不自觉地就陷入了魔鬼考验期的情境当中而不自知，所以有心节食的你一定得知道如何度过节食的"魔鬼考验期"！每个人产生吃东西冲动的时间点并不是固定的。你会不会在下班后，心情一放松就突然想吃东西呢？或者平常上班时，还蛮有自制力的，但一到周末或放长假时，就毫无节制地大吃，这种让人想疯狂大吃的夜晚或周末，就是所谓的"魔鬼考验期"。

（5）如何克服"魔鬼考验期"

行动1：一到周末就想吃甜点。一到轻松时刻就受不了甜点诱惑的人，最好一到假日就出去走走，避开想吃的时机。

行动2：下课后就被朋友找去吃高热量的食物。事先找好不吃的借口，即使不得已被朋友拖去，也要尽量选择低热量的餐点。

行动3：分内的工作告一段落后，突然很想大吃一顿。应该选择吃东西以外的方式来犒赏自己的辛劳，例如看电影、买衣服或逛街等。

（6）如何改变节食的思考方式？

已经吃了，绝对没得救了。→ 一时的失控不代表失败。

这么努力了还是没有效果。→ 即使体重没有减轻，行动也变得比较轻松了。

今天先吃，明天再开始节食。→ 从今天就开始努力。

肥胖是遗传，没有办法改变。→ 饮食习惯比遗传的影响力更大。

继续节食的原动力，在于不用"绝对"的话语或思考，把自己限制得死死的。心情放轻松才是成功的秘诀。其实最重要的是，就算节食失败了，也不要自我否定，要用正向的思考，继续保持快乐的心情进行减肥。对于综合生活方式干预减重效果不理想者，可以求助医生。对于特殊人群，如哺乳期妇女和老年人，应视具体情况采用个体化减重措施。减重计划应长期坚持，速度因人而异，不可急于求成。建议将目标定为一年内体重减少初始体重的 5% ~ 10%。

5. 减重有哪些饮食误区

（1）不吃早餐

很多人觉得不吃早餐可以减少一天的热量摄入，从而有利于快速降低体重。但事实并非如此，一方面长期不吃早餐容易增加患胆结石、低血糖、营养不良的概率，而且由于过度的饥饿极有可能造成疯狂进食午餐，这样的话，热量摄入可就要大大超标了；另一方面，长期不吃早餐会导致新陈代谢下降，这可是不利于长期减肥的。所以减肥必须要按时吃好早餐。

（2）不吃任何油脂

健康饮食中需要限制油脂的摄入，尤其是控制饱和脂肪酸和反式脂肪酸的摄入，因为饱和脂肪酸和反式脂肪酸更容易让你变胖而且不利于健康。不过很多减肥人士谈脂肪色变，整个减肥过程中一滴油都不吃，结果还是没有减肥成功。其实减肥时不是不能吃油，而是要吃好油。如以橄榄油、山茶油所含油酸为代表的 ω-9 系列不饱和脂肪酸，以及以亚麻籽油、紫苏油所含的 α- 亚麻酸为代表的 ω-3 系列不饱和脂肪酸，这些油脂类的摄入反而对心血管的健康与减肥都是正面的、积极的，所以减肥餐里面不妨用这些油脂做沙拉或凉拌菜，每日食用油控制在 25 ～ 30g 之间就可以了。

（3）单一食物减肥

单一食物减肥方法很多，比如苹果减肥法、土豆减肥法、酸奶减肥法、吃肉减肥法等，这种方法比较简单比较好坚持，而且体重下降也比较明显，但是这种方法减掉的更多的是水分和肌肉而不是脂肪，一旦恢复饮食必然会反弹，甚至比减肥前更胖；而且长期只吃单一食物必然会造成营养不良，损害健康，得不偿失。所以减肥还得合理膳食，营养均衡才行。

（4）深信粗粮饼干

减肥的过程中要多吃粗粮是没错的，但是对于"粗粮饼干"就得擦亮眼睛看清楚了，通过某款高纤粗粮饼干的配料表可以看到加了很多的精炼植物油、起酥油、白糖，通过营养成分表可以看到每 100g 饼干里面含有脂肪 33g，碳水化合物 42g，热量 502kcal，相当于吃了一顿午餐了。所以选购粗粮饼干的时候一定要看清食品标签，千万不要用这样的饼干代餐或者加餐吃。

五、不吸烟、少饮酒、品淡茶

1. 为什么要戒烟

烟草中的尼古丁、烟焦油，一氧化碳等化合物等有害成分会进入体内，长期吸烟会逐步造成内皮细胞受损，心率增快，肾上腺素分泌增加，使血压暂时升高。此外，香烟中的一些化学成分还有收缩血管的功能，使血压进一步升高。因吸烟导致的死亡，约 87% 发生在当前吸烟者中，只有 6% 发生在戒烟 ≥ 15 年的人群中，这突显了戒烟对健康的重要益处。对于已经出现高血压的患者来说，烟草还会使身体对降压药的敏感性降低，戒烟的益处十分肯定。因此，强烈建议临界高血压人群戒烟。

戒烟小技巧，提高戒烟成功率

● 犯烟瘾的时候，通过刷牙、吃口香糖、喝水等方式来缓解烟瘾。

● 丢弃和吸烟相关的东西，如香烟、烟灰缸、火柴、打火机等，避免见到这些引起吸烟欲望的物品，且要远离吸烟的场所。

●为自己安排一些喜欢的体育活动，如游泳、钓鱼、打球等，既可以缓解压力，又可以转移注意力。

●把戒烟的想法告诉家人和朋友，取得他们的鼓励和支持。

●如果自己不能戒烟，可以求助于医生，应用清晰、强烈、个性化方式帮助戒烟；评估吸烟者的戒烟意愿后，帮助吸烟者在 1～2 周的准备期后采用"突然停止法"开始戒烟；指导患者应用戒烟药物对抗戒断症状，如尼古丁贴片、尼古丁咀嚼胶（非处方药）、盐酸安非他酮缓释片和伐尼克兰；对戒烟成功者进行随访和监督，避免复吸。

2.为什么要戒酒

（1）没有一滴酒是无辜的

2006 年世界卫生组织将中国列为世界酒精"重灾区"，由酒精引起的死亡率和各种疾病的发病率均高于吸烟。

2018 年 8 月全球顶级医学期刊《柳叶刀》刊登的一项涉及全球 2800 万人的研究，指出饮酒没有"安全值"，只要喝了就对健康产生不良影响。因此最安全的饮酒量为 0，建议滴酒不沾。

2019 年 4 月《柳叶刀》发表了北京大学、中国医学科学院和牛津大学合作的研究论文，研究发现：随着饮酒量的增加，血压水平和脑卒中发病风险持续增加。整体来看，有害使用酒精每年导致全世界 300 万人死亡，其中男性占 3/4。世界卫生组织指出，有害使用酒精可致 200 多种疾病。

2021 年 7 月《柳叶刀·肿瘤学》又一次公布由国际癌症研究机构（IARC）领衔的全球大型研究结果：2020 年超过74 万新增癌症病例由喝酒引发。

（2）饮酒几乎对全身器官都有伤害

胰腺炎和胃溃疡：大量饮酒会刺激胰腺分泌，容易导致急性胰腺炎，胃溃疡及胃癌发生风险也会增高。

肝脏疾病：大部分酒精在肝脏代谢，长期饮酒可造成酒精性脂肪肝、酒精性肝炎、酒精性肝硬化等疾病，严重者会伴随严重腹水、肾功能不全、消化道出血等并发症。

心脏病和中风：饮酒可使血压升高，引起心脑血管疾病，增加突发冠心病、心力衰竭、心脏骤停、中风等风险。已有高血压或其他心血管疾病的患者一定要忌酒。

（3）如何戒酒

不管哪类酒，最好都不喝

不管什么酒，归根到底都含酒精，进入人体就会危害健康。很多人对低度酒或含少量酒精的饮品不以为然，觉得危害小，反而容易喝得更多，当酒精在体内累积到一定量时，伤害也很大。建议尽量限制酒精的摄入，最好做到不饮酒。

不给饮酒找借口

生活中，很多人趁着喜事"豪饮"一通，认为偶尔喝多也无妨。实际上，一次性大量饮酒可能导致急性酒精中毒，对身体造成难以恢复的伤害。任何事情都不应该成为损伤身体的理由，庆贺喜事还有很多健康的方式。

不要盲目劝酒

每个人的体质不同，代谢酒精的能力存在差异，比如有的人觉得喝一两白酒"小意思"，但对一些酒量小的人来说，一两酒就能让身体承受不住。因此，不要以自己的标准来衡量他人，当对方婉拒时，要理解其难处，不必拿"不喝酒就是不给我面子"来"绑架"对方。

小知识：喝酒脸红的人更容易患高血压

喝酒脸红常见于人体无法分解乙醛的人群。酒精会导致周围血管扩张，减少主要器官的血流量，为此人体可能会分泌导致血压上升的激素，从而使血压上升。

咖啡因也可以使血压升高

咖啡、茶叶中含有咖啡因，生活中有些人喝茶或咖啡后会头晕、心慌甚至头痛，可能就是血压升高导致的。有研究显示，在工作压力、不良情绪的作用下，咖啡因会把血压推高至有损健康的程度，临界高血压人群要避免在工作压力、情绪紧张的时候喝含有咖啡因的饮料，避免喝浓茶、浓咖啡。

---

3. 正确饮茶有助于降低血压

茶叶不仅是我国人民的传统大众化饮料，而且还是一味祛病健身、延年益寿的良药。中药学认为，茶叶味甘、苦，无毒，归心、肺、胃经。有除烦渴、消食、利尿、解毒、减肥等功效。

（1）饮茶为什么可以降低血压

饮茶可以降低血压，其降压机制是多方面的，饮茶不仅可以降低血压，而且可以预防脑出血和动脉粥样硬化，防治高脂血症和冠心病。西医学研究认为主要与下列因素有关：

第一，饮茶降血压与茶叶中的钾／钠比值有关。茶叶是高钾低钠食品。以绿茶为例，每100g绿茶中含钾量高达1661mg，含钠量仅为28.2mg，其钾／钠比值为58.90，远远大于防治高血压的有效界定值。因此，常饮绿茶有助于降低血压。研究人员还发现，花茶的钾／钠比值最高，达205.38，铁观音茶的钾／钠比值为187.44，红茶的钾／钠比值为142.20，甲级龙井茶的钾／钠比值＞50。因此，饮茶对防治高血压有益。

第二，饮茶降压与茶叶中含有的化学成分有关。首先，茶叶中含有丰富的芦丁，可以软化血管，降低血管脆性，预防血压升高，防止脑出血发生。茶叶中含有的氨茶碱，具有扩张血管的作用，有利于降低血压；饮茶还可以通过利尿排钠来降低血压。另外，茶叶中还含有丰富的茶多酚和维生素C。茶多酚能够促进维生素C的吸收。维生素C可以使胆固醇从动脉壁移至肝脏，降低血液的胆固醇含量，同时可以增强血管壁的弹性和渗透能力，从而有利于高血压的防治。

第三，茶叶中有一类多酚类化合物，取名为茶多酚。研究发现，茶多酚具有抗凝、降血脂和抗动脉粥样硬化作用；茶多酚能够清除氧自由基、减轻有害因子对动脉内皮细胞的损伤，抑制血管平滑肌细胞的移行增殖，是一种新型的天然抗动脉粥样硬化药物。

（2）饮茶时要注意什么

科学研究与临床实践均已证明，饮茶能够增强毛细血管及微血管壁的弹性，防止维生素 C 的氧化，利于防治动脉粥样硬化，减少高血压和冠心病的发病率。另外，饮茶还能够抗衰老、降血脂、活血化瘀、醒脑提神、消除疲劳等。因此，提倡临界高血压人群在日常生活中养成饮茶的好习惯。但饮茶应当注意并且熟记以下几条事项：

第一，因为茶叶中含有咖啡因，具有兴奋大脑皮质的作用，为保证患者夜晚能够充分休息，高血压患者临睡前不宜饮茶。而且每天饮茶的次数及饮茶量，要根据自身的身体情况量力而行，以饮后舒服为佳。

第二，饮茶宜清淡，不宜饮浓茶。因为茶叶中含有的咖啡因和茶碱能够兴奋心脏，加快心率，增加心脏收缩力，会使高血压患者产生心悸或胸闷等不适症状，对高血压患者不利。因此，对于高血压患者来讲，饮茶一定要注意清淡，切忌饮浓茶。

第三，忌饮霉变茶。饮茶宜随泡随饮。忌用霉变的茶叶，否则有害健康。

第四，注意饮茶中的忌口问题。患有下列疾病者应当禁饮茶：合并胃溃疡或十二指肠溃疡者忌饮茶。因为茶叶中的茶碱能够促使胃黏膜上的壁细胞分泌大量胃酸，刺激溃疡面，加重病情甚至诱发上消化道出血。合并贫血者忌饮茶。因为茶叶中所含有的鞣酸会影响铁的吸收利用，使红细胞的生成受到影响，从而会使缺铁性贫血加重。

六、增加运动，持之以恒

1. 为什么要增加运动

要想降低血压，与改善饮食同等重要的，是经常运动。平时经常运动的人，与不常运动的人相比，更不容易发生心肌梗死，持续运动，血压会下降。诸多研究报告证明了运动的效果。2021年6月2日，美国心脏协会（AHA）发布科学声明，对于血压、胆固醇轻中度升高的成人，应首先增加身体活动。声明指出，增强身体活动不仅有助于降低血压和胆固醇，还能降低某些癌症风险，改善骨骼、大脑和心理健康，促进优质睡眠。增加身体活动可降低血压，通常平均降低3 mmHg。而对于血脂也有类似改善作用，如增加体力活动可降低低密度脂蛋白水平3～4 mg/dL。声明再次强调运动的益处：与不锻炼的人相比，规律锻炼者心血管风险降低21%，心血管死亡风险降低36%。并强调，任何活动都有益，"即使仅仅多活动一点"。美国指南建议，每周每人要达到累计150分钟的中等强度的有氧运动，或75分钟的高强度运动，另外还需两次或以上力量训练。对于大多数因心血管病低风险仅需生活方式治疗者，开始或增加身体活动强度是安全的。

2. 运动对人体有什么益处

运动具有减少体内使血压上升的物质、增加体内使血压下降的物质的效果。此外，还有诸多因素会使血压降低，例如消耗热量引起的肥胖消除效果，以及末梢血管的扩张等。此外，运动在解除精神压力方面也非常有效。还有一点也是广为人知的，那就是通过运动能使诱发糖尿病的胰岛素抵抗得到改善。研究发现，高血压患者定期锻炼可降低心血管疾病死亡和全因死亡风险。因此，建议非高血压人群（为降低高血压发生风险）或高血压患者（为了降低血压），除日常生活的活动外，增加运动。运动之所以有利于降血压，主要有以下几方面原因（表6-6）。

胰岛素抵抗

所谓胰岛素抵抗，是指控制血糖值的胰岛素的效果不能充分发挥的状态。人们发现，内脏有脂肪堆积的话，胰岛素抵抗就会产生，从而引起糖尿病和高血压。

表6-6　运动降压的原理

运动的益处	原理
运动能消除精神压力	坚持运动可以使情绪稳定、心情舒畅，让工作和生活中的紧张、焦虑得以缓解，使全身处于紧张状态的小动脉得以舒张，从而促使血压下降
运动能改善血管状态	长期坚持运动，可使肌肉血管纤维逐渐增大、增粗，血流量增加，管壁弹性增强，这都有利于降血压
运动能增加微血管血流量	做中度以上的运动时，全身所需要的营养和氧气比平时多，血液也需大量输送，定期运动，身体就能适应，使体内微血管更有效地输送血流到全身，由此达到降压的效果
运动能减重	实践证明，适当的有氧运动可以改善血脂、血糖状况，并使体重下降，起到改善血压的作用

3. 开始运动前需要做什么

咨询医生：自己的身体状况是否适合运动

虽说运动对于降低血压很有效果，但并不是任何人都可以随时开始运动的。如果你的血压异常相对不太严重，而且没有心脏肥大、缺血性心脏病、脑卒中、蛋白尿等并发症，立即开始运动并没有多大问题。

但是，如果你的心脏或肾脏已经出现了功能障碍，在开始运动之前，一定要接受医生的指导。如果患有缺血性心脏病、心律失常等，要在接受详细检查的基础上，请医生就所能容许的运动范围做出指导。

4. 可以进行剧烈运动吗

不要突然开始剧烈运动

哪怕身体再好，如果平时不太运动的话，突然开始剧烈运动，也是十分危险的。有人甚至因为突然进行了超出体力的运动，会出现心脏病发作乃至猝死。即使不到这一步，也可能给膝盖和腰部的关节与肌肉带来损伤。所以，一开始的时候，要在自己所能承受的范围内进行比较舒缓的运动，这一点非常重要。在持续运动之后体力得到提升，然后再逐渐提高运动强度。

5. 开始运动前需要注意什么

开始运动前请先确认以下要点：

是否患有缺血性心脏病、心肌梗死、心律失常等心脏病？如有心脏病，请医生就适合的运动量做出指导。

是否患有糖尿病或肝病？如有糖尿病，需检查脏器功能障碍的程度；若患有肝病，则需要静养。

是否患有哮喘、慢性阻塞性肺病等呼吸系统疾患？需要事先了解多大程度的运动量会使自己出现气喘等症状。

是否患有骨骼或关节方面的疾患？老年人中自诉膝盖疼痛的情况尤其多见，需要注意。

在吃什么药？有时候会因为运动而导致血压降得过低，需要注意。

6. 什么样的运动对降低血压更为有效

能够长期持续下去的有氧运动更为有效

同样是运动，大体上可以分为有氧运动和无氧运动。无氧运动是瞬间爆发出巨大力量的运动，例如短跑、举重等。由于是抑制住呼吸来进行的，血压的上升非常显著。

有氧运动则是长期持续进行的运动，例如马拉松、步行等。在以降低血压为目标进行运动时，有氧运动更为合适。在进行有氧运动时，一开始血压多多少少会有所上升，但之后不久，血压就稳定了下来。这是因为，在运动时交感神经活跃，血压一般会升高；但只要长期坚持适度运动，肌肉的血液流动增多，末梢的血管阻力下降，血压就会逐渐下降。因此，并不是只要开始运动血压马上就会下降，重要的是要让运动成为一种习惯，要长期坚持下去。

在有氧运动中，步行可以算是任何人都可以轻松进行的运动。它不仅安全，而且随时都可以开始。膝盖不好的人或肥胖的人在游泳池中进行水中步行，膝盖的负担会减轻很多。此外，骑自行车、做广播体操、骑固定式自行车、游泳等运动也很好。只要是自己能够坚持下去的运动都可以。

7. 什么样的运动强度最为合适

最合适的强度是自己感到稍微有些累的程度

强度过高的运动不仅容易导致受伤，而且不利于长期坚持。但强度过低的运动又不能起到降低血压的效果。一般认为，最合适的运动强度，是最大氧气消耗量的 50% 左右的运动。

运动时人的脉搏会加快，而最大氧气消耗量，也可以认为就是在不能继续运动下去的时候最大的脉搏数。根据最大氧气消耗量，可以判断一个人所能承受的最高运动强度。一般来说，最大脉搏数的一半，大约是每分钟 100 ～ 120 次，当然因为体力和年龄的不同，该数值存在着个体差异。能够达到这种程度的脉搏数的运动，就是最合适的运动。

以脉搏数或主观运动强度为目标

是不是达到最合适的运动强度，只要数一下脉搏数就清楚了。在运动时或运动刚刚结束时数一数脉搏，如果达到了 100 ～ 120 次，就是合适的强度。常用运动时最大心率来评估运动强度，中等强度运动为能达到最大心率［最大心率（次／分钟）=220 － 年龄］的 60% ～ 70% 的运动。表 6-7 是将运动强度通过感觉表示出来的主观运动强度。在这张表中，最合适的运动强度就是感到"轻松"或"有点吃力"的运动。

表 6-7　运动强度与主观感受对照表

等级	主观感觉
6	根本不费力
7	极其轻松
8	
9	很轻松
10	轻松
11	
12	有点吃力
13	
14	
15	吃力
16	非常吃力
17	
18	
19	极其吃力
20	精疲力竭

运动时需要注意什么？

运动前后分别要进行准备运动和整理运动。

运动时和运动后要补充水分（水或茶）。

着装充分考虑天气和运动场所，勤于擦汗。

如果出现膝盖痛等情形不要勉强继续，应立即停止运动。

8. 最理想的运动状态是怎样的

一天半小时左右的运动，每天不间断

运动应该尽可能每天都进行。步行等有氧运动每天进行半小时的话，就能产生很大的运动效果。如果能把它作为生活习惯之一，变成自己生活方式的一部分是最好不过的。不过，对于那些处于工作上升期的繁忙的人来说，这也许并不是一件容易的事。不过即使这样，也请每星期运动 3 次以上。如果一周运动不到 3 次，其效果是不能保证的。而且，如果一周只运动 3 次，可能的话每次要运动 1 小时以上。

逐渐增加运动量

不必特别留出时间来锻炼，也不必特意去健身房运动，在生活中运动的机会也非常多。不乘自动扶梯或电梯，爬楼梯就是一项很好的运动。乘地铁或公交车时提前一站下车然后快步走到单位或家中，也是不错的方法。如果说每天运动 30 分钟很难做到，那么就在日常生活中增加让身体运动起来的时间吧。

坚持运动的关键是什么

告诉周围的人自己要开始运动了，和家人或朋友一起坚持运动。

使用计步器，将自己走了多少路程记录下来。

即使一时中断了，下周也要再次开始。

给运动形式加上一些变化，例如改变步行的路线等。

9. 中医传统体育运动是什么

中医传统体育运动，是并行于近代体育健身文化的独特健康运动体系。中医传统体育运动是基于运动医学和中医学理论，把神形、表里、中西、体医结合起来的运动，是调理整体失调状态，增强机体的自组织、自修复能力的健康运动，是以"恢复健康"为主旨的系统方法。强调尊重和顺应人的自然能力，在"恢复健康"的过程中祛除疾病。常见的中医传统体育运动有太极拳、五禽戏、八段锦等运动养生法。

10. 为什么推荐中医传统体育运动

中医传统运动中，蕴含着中医运动处方的系统要素，不仅包含着现代体育运动处方的定量为主导的健身处方要素，还包含中医辨证导引的定性为主导的中医运动处方内容，它对提升慢病的运动康复效果、提升人们的生活质量有独特的效果。

以我国传统功法八段锦为例：八段锦起源于北宋，至今已有800多年的历史。八段锦是一套形体活动与呼吸运动相结合、中医养生与治疗相配合的养生功法，加上预备式和收势一共由10个动作组成，每个招式均与调理脏腑息息相关。传统中医理论认为，八段锦通过一些特定的动作来疏通全身经络，同时具有纳息归根，使清阳上升、亢阳下降，从而使机体达到阴阳平衡，促进血压下降。现代学者认为，该项运动是一种通过呼吸练习和身体运动来平衡生命能量流的方法，通过培养内在的生命能量以促进整体健康。国内外研究均证实，八段锦能显著降低收缩压、体重指数、血糖、甘油三酯和低密度脂蛋白胆固醇，并改善生活质量。

11. 路氏八段锦的起源

百岁国医大师路志正非常重视八段锦的作用，认为养生要遵从"天人合一""和于术数"和"不妄作劳"的原则。如今，他虽已过期颐之年，仍每天坚持习练八段锦。在长期习练中，路老深刻领悟了传统八段锦功法的保健作用，并结合自己的养生理念和"持中央，运四旁，怡情志，调升降，顾润燥，纳化常"的学术思想，将导引与养生、肢体锻炼与调理脏腑经络功能融为一体，逐渐改编、形成了一套独具特色的路氏八段锦功法。其动作流畅温和，是修身养性、调整五脏经络功能、通利关节的有效功法。

"路氏八段锦"是在继承传统八段锦精华的基础上发展而来，"路氏八段锦"功法的编排科学合理、简便易学，医疗保健功能显著。在精神上，可以调节改善人们的不良心理状态；在生理上，能增强人体脏腑功能，提高身体素质和防病抗病能力，延缓衰老；在病理情况下，又能辅助治疗一些慢性病。总之，"路氏八段锦"动作简单，功效显著，安全可靠，不受场地限制，是适合于不同人群强身健体的一种好方法。

路氏八段锦由"双手托天理三焦、左右开弓心肺调、调理肝脾须单举、双手攀足固肾腰、五劳七伤往后瞧、摇头摆尾去心火、单手推足阴阳跷、背后九颠百病消"八式动作组成。路氏八段锦的整套动作编排更加注重强调"缓慢柔和，不用强力，平心静气，顺应自然"的天人合一养生理念，同时蕴含着路老对传统八段锦功法的体会。我们录制了功法视频，请扫描下方二维码学习全套"路氏八段锦"（高血压版）。

扫码查看视频

12. 路氏八段锦正式功法

预备式

双脚并拢脚尖向前直立站好，双目向前平视，口唇微闭，牙齿轻扣，舌抵上颚，下巴微收，双手自然下垂，自然呼吸。

（吸气）松髋屈膝，重心移于右脚，提左脚向左平开一步，与肩同宽，脚尖朝前，重心移与两脚之间，双臂向上抬起与肩同高，双手掌心向下。

接上式，（呼气）双手自然下落于小腹前，双手翻掌，掌心向里，十指尖相对，呈抱球状，指间距离 10 ～ 15cm。

注意：呼吸方式为鼻吸鼻呼，屈膝时膝盖不超过脚尖。

第一式：双手托天理三焦

动作 1 （吸气）双手微下落，掌心向上，中指尖相碰，从小腹前缓慢上托至丹田（脐下三寸）；（呼气）双手翻转掌心向下，缓慢向下压，直至两肘伸直，保持中指尖相碰。

动作 2 接上式，（吸气）保持掌心向下，双手缓缓上托至素髎穴（鼻尖）处，双手翻掌，掌心向上，两眼注视双手中指指尖；（呼气）双手向上缓缓推举，眼随手动，直至两肘伸直，整个过程保持双手中指尖相碰。

动作 3 接上式，（吸气）两臂弯曲，掌心向上，双手下落至鼻尖前；（呼气）双手向上缓慢推举至双肘伸直。一上一下为 1 次，共做 3 次。

动作 4 接上式，（自然呼吸）双手向两侧划弧缓慢下落，置于小腹前，双手掌心向上，同时松髋屈膝。此动作做 3 遍。完成后恢复预备式。

"三焦"是人体元气与水液疏布的通道，覆盖五脏六腑，这一式通过上托下落、拔伸腰背、提拉胸腹，从而使元气水液上下布散，发挥滋润濡养周身的作用。通过双手在体前的上提、托举、旋转、下按等动作，并配合呼吸运动，既刺激了手少阳三焦经和手厥阴心包经，又对体内的脏腑进行了牵拉按摩，从而起到调节三焦功能的作用。三焦畅通，诸气通行无阻，津液代谢正常。另外，上举时的抬头动作能纠正颈椎的生理曲度，锻炼臂力。通过拉长躯体与上肢各关节之间的肌肉、韧带及关节软组织，能提高关节的灵活性，对预防颈椎病、肩部疾患、腰腿痛有良好作用。

调吸，要做到鼻吸、鼻呼，吸气之后意守丹田。呼吸之间要做到细、微、长。细，要做到呼吸没有声音，气要细密绵长；微，就是自己意识中能够听到声音，不要猛呼猛吸，猛呼猛吸会伤及肺脏。长，就是呼和吸都要细微绵长。吸气之后闭气在丹田，然后才开始做动作，做完一个动作之后收势的时候再呼气。脚比肩膀稍宽，这样才能保证用力平稳。安定心神，形正体舒，排除干扰意守丹田。手掌向上意念中如托一重物，用极力相托，眼睛看十指。双手托到极致，双手下落时要放松，用鼻徐徐呼气。正常情况下一个动作练3遍即可。如果有选择性地锻炼肩膀、颈椎等，可适当加练次数，一般情况下不超过9次。每一个完整的动作，动作的开始与结束都要做到意守丹田，调息入静。

第二式：左右开弓心肺调

动作1（吸气）双臂提起于胸前交叉，双手手腕相碰，掌心向里，右手在外，左手在里，（呼气）提左脚向左平行横开一步，双脚距离大于双肩，双脚尖向前，马步下蹲。

动作2　接上式，（吸气）左手变"八字掌"，同时右手变虎爪；（呼气）左手向左侧缓缓平推出去，左手与肩同高，头随之左转，两眼注视左食指指尖；同时，右手向右拉开，似拉弓状，拉弓到尽头时握固为拳。

动作3　接上式，（吸气）右手向右打开伸直，与肩同高，掌心向前，右手向左划弧线至左肩前，（呼气）右手变虎掌，向右拉开，似拉弓状，拉弓到尽头时握固为拳。左手手型不变，如此向左开弓动作重复3次。

动作4　接上式，（自然呼吸）左手变掌，掌心向下；右手变掌向右划弧，掌心向下；重心移于右脚，同时收左脚，双手下落体侧。

动作5　（吸气）双臂提起于胸前交叉，双手手腕相碰，掌心向里，左手在外，右手在里，（呼气）提右脚向右平行横开一步，双脚尖向前，双脚距离大于双肩，马步下蹲。

动作6　接上式，（吸气）右手变"八字掌"，同时左手变虎掌；（呼气）右手向右侧缓缓平推出去，与肩同高，头随之右转，两眼注视右食指指尖；同时，左手向左拉开，似拉弓状，拉弓到尽头时握固为拳。

动作7　接上式，（吸气）左手向左打开伸直，与肩同高，掌心向前，左手向右划弧线至右肩前，左手变虎掌，（呼气）向左拉开，似拉弓状，拉弓到尽头时握固为拳。右手手型不变，如此向右开弓动作重复3次。

动作8　接上式，（自然呼吸）右手变掌，掌心向下；左手变掌向左划弧，掌心向下；重心移于左脚，同时收右脚，双手下落体侧。

此动作左右各做 3 遍。完成后恢复预备式。

动作重点在胸部，即上焦心肺二脏，肺主气、心主血，通过展肩扩胸，以抒发胸气，强健心肺二脏功能，推动气血运动，吐故纳新，以消除胸闷、心悸等不适症状。人体的三条经脉手太阴肺经、手厥阴心包经、手少阴心经从胸走向手，拉弓动作能疏通手三阴经的经脉，开胸顺气、清肺舒心，对心肺功能均有较高的改善功效。另外，转腰动作有壮肾作用，射雕时的瞄准动作能提高视力。"开弓射箭"动作可以提高手臂经筋的强度和腕关节的灵活性，锻炼上肢和下肢的肌力。本节还可以纠正驼背、肩内收等不良姿势，对颈椎病、肩部疾患、腰腿痛等疾病的防治有良好效果。

此动作拉弓过程中要做到闭气，左右手搭住后如拉硬弓。前手前推，后手后拉，形成前后手极力相争的态势。同时双腿保持马步，身体一定要保持中正。此动作开始练习时会感到胳膊酸疼，肩膀、腿也会感觉不适。这是正常现象，练几天气顺了，自然恢复。

第三式：调理肝脾须单举

动作 1 （自然呼吸）两手掌心相对似抱球，右手在上（神阙穴），掌心朝下，左手在下（关元穴），掌心向上，双手距离腹部 5cm。

动作 2 接上式，（吸气）左手缓缓上托，至胸前膻中穴高度，保持掌心向上，左手水平逆时针旋转 360°，至肘尖向外，指尖向里；同时右手下按至右腹前。（呼气）左手继续上推至头顶上方，目视左手，左手指尖向右；同时右手掌心向下，指尖向前，下按至右胯约 5cm 处。

动作3　接上式，（自然呼吸）左手沿身体中线自然下落至神阙穴，掌心向下，目视前方，同时右手翻掌，掌心向上，上托至关元穴，成抱球状，右手在下，左手在上。

动作4　（吸气）右手缓缓上托，至胸前膻中穴高度，保持掌心向上，右手水平逆时针旋转360°，至肘尖向外，指尖向里；同时左手下按至左腹前。（呼气）右手继续上推至头顶上方，目视右手，右手指尖向左；同时左手掌心向下，指尖向前，下按至左胯约5cm处。

动作5　接上式，（自然呼吸）右手沿身体中线自然下落至神阙穴位置，掌心向下，目视前方，同时左手翻掌，掌心向上，上托至关元穴，成抱球状，左手在下，右手在上。

此动作左右各3次。完成后恢复预备式。

脾位于腹中，与胃相连，脾胃是人体对食物消化、吸收，输布其精微的主要脏器。人出生后，生命的延续和气血津液的化生和充实，均依赖于脾胃的运化，故称脾胃为"后天之本"。通过左右升降对拉，伸拉两胁，牵拉腹腔的动作，对脾胃肝胆起到很好的按摩作用；脾胃居于中焦，为升降之枢纽，脾气以升为健，胃气以降为和，肝主疏泄，促进人体气机的调畅，脏腑升清降浊，维持人体正常的生命活动。

做这个动作，左右手协调配合，既有上下极力相争之力，又含上托下按之力。通过调吸、闭气，让真气挤压脾胃，促进阳气生发，排出寒湿之气。

第四式：两手攀足固肾腰

动作1　（吸气）双臂伸直，与肩同宽，自体前上举至头顶，（呼气）徐徐轻微后仰，掌心向前。

动作 2　接上式，（吸气）屈肘双掌下按，指尖相对，至胸前；（呼气）双掌水平朝前推出，推至肘关节伸直，指尖向前，双臂与肩同宽。

　　动作 3　接上式，（吸气）双手背伸外旋至掌心向上，从拇指到小指依次抓握，双手沿原路线回到胸前向后反穿，双手掌心贴于脊柱两边，指尖向下。（呼气）两手缓缓向下摩运至臀部（环跳穴），顺势弯腰，双手沿下肢后侧继续向下摩运，直到脚跟，脚外侧，脚面上，双手指尖向前。做不到可捋到腘窝。

　　动作 4　接上式，（吸气）双手从脚面向上摩运至膝盖，双手掌置于膝盖上，双手劳宫穴与双膝鹤顶穴位相对，双手指尖向下。（呼气）引颈抬头向前看，同时腰部向前向下用力。

　　动作 5　接上式，（自然呼吸）双手顺势下落至脚面，同时低头，双手向前伸直，腰背用力，起身至身体直立，两臂上举，掌心向前，指尖朝上。

　　此动作做 3 遍，恢复预备式。

　　《素问·脉要精微论》说："腰者，肾之府。"肾乃先天之本。足少阴肾经起于涌泉穴，从足走向胸。本节动作伸屈幅度大，趾抓地，屈体俯身双手下按，加强了对涌泉穴的刺激，具有疏通肾经、刺激肾俞、调节肾脏的功能。牵拉及双手按摩腰背，可以调整肾脏功能，促进肾精的生成、储藏和排泄，先天旺则五脏的精气充旺；同时通过俯仰动作，充分拉伸、疏通任督二脉，从而对十二经气血的蓄溢起到调节作用，可畅百脉而祛瘀滞、除顽疾。另外，腹腔内脏的被动运动，能促进血液循环，活跃脏器功能。

两手如果抓不到脚尖，可抓住脚踝，脚尖用力下踩，两手用力上提，才能将力量作用于两肾。起身时要松、慢、柔，配合徐徐呼气。

第五式：五劳七伤往后瞧

动作1 （吸气）两掌从两胁肋部上提至腋窝附近，目视前方。下肢不动，骨盆向前，腰右旋。（呼气）双手掌心朝上，向身前后分别平伸出去，左臂朝前，右臂朝后，双臂与肩同高。

动作2 接上式，（吸气）眼睛看左手，左手从拇指到小指的顺序依次握拳。回头向后看右手，（呼气）同时左手张开。

动作3 接上式，（吸气）右手从拇指到小指的顺序依次握拳。再回头看左手，（呼气）同时右手张开，双手放松回到身侧，目视前方。

动作4 （吸气）两掌从两胁肋部上提至腋窝附近，目视前方。下肢不动，骨盆向前，腰右旋，（呼气）双手掌心朝上，向身前后分别平伸出去，右臂朝前，左臂朝后，双臂与肩同高。

动作5 接上式，（吸气）眼睛看右手，右手从拇指到小指的顺序依次握拳。回头看左手，（呼气）同时右手张开。

动作6 接上式，（吸气）左手从拇指到小指的顺序依次握拳。再回头看右手，（呼气）同时左手张开，双手放松回到身侧，目视前方。

以上动作做3遍，恢复预备式姿势。

五劳七伤，指的是心、肝、脾、肺、肾五脏的虚劳病症，七伤指因为喜、怒、忧、思、悲、恐、惊七种情绪变化引起的疾病。还有种看法，南北朝陶弘景在《养性延命录》中说："五劳者：一曰志劳，二曰思劳，三曰心劳，四曰忧劳，五曰疲劳。五劳则生六极：一曰气极，二曰血极，三曰筋极，四曰骨极，五曰精极，六曰髓极。物极必反，由此引发七伤。大椎穴，又名百劳。此穴无论是武术家还是中医家都非常重视。手足三阳的阳热之气交会此穴，一并与督脉的阳刚之气盘旋头颈。现代人多有颈椎病、"富贵包"，均是五劳七伤之象。这一势扭头后瞧，扭转颈部，展肩颈达脊背，而治百病。

转身时眼睛同时后视，身体要转到极致。身体转动时要做到柔缓，切忌动作过猛而导致"岔气"现象。

第六式：回首望踝和督带

动作 1 （吸气）双手微握拳，右手向左上画弧，至右手拳背正对印堂穴，同时左手向后画弧，至左手拳背正对腰阳关穴。

动作 2 接上式，（呼气）身体向左转，眼睛看右脚跟。

动作 3 接上式，（自然呼吸）身体回正，双拳变掌下落体侧。

动作 4 （吸气）双手微握拳，左手向右上画弧，至左手拳背正对印堂穴，同时右手向后画弧，至右手拳背正对腰阳关穴。

动作 5 接上式，（呼气）身体向右转，眼睛看左脚跟。

动作 6 接上式，（自然呼吸）身体回正，双拳变掌下落体侧。

此动作左右各做 3 遍，恢复预备式姿势。调整呼吸。

该式以腰椎、颈椎锻炼为主，通过对头、颈、躯干的旋转和双手的牵引动作，加强了对背部腧穴的刺激，以此改善五脏六腑的功能。同时，转身又可以疏通带脉，以加强对十二经脉的整合作用。另外，颈、腰的旋转，可活动脑与脊髓及相关神经，有醒脑开窍、调节神经的作用。转身后瞧能增加颈、腰部肌肉的收缩力，锻炼眼部肌肉。

第七式：单手推足阴阳跷

动作 1 （自然呼吸）提左脚向左平行开步，双脚略宽于双肩，马步下蹲，双手握拳放于腰间，拳心向上，下巴微收，百会上领，双目向前平视。

动作 2 （吸气）由马步转为左弓步，左掌按于左膝盖上方；右手掌贴于左大腿根部内侧。（呼气）右手掌根从左大腿根部沿腿内侧顺势从上到下直推至内踝，下推过程中掌根略用力。（吸气）右手回收至左大腿根部内侧，回收过程中指尖略用力，做 3 次。

动作 3 （调整呼吸）左脚尖内扣至大约 45°，右脚尖内扣至脚尖向正前方，左腿屈膝，有余力者下蹲成仆步。

动作 4 （呼气）右手掌从右大腿根部沿外侧从上到下推至足背，下推过程中掌根略用力。（吸气）右手回收至右大腿根外侧，回收过程中指尖略用力，一上一下为 1 次，做 3 次。起身，（自然呼吸）双手握拳放于腰间，拳心向上，下巴微收，百会上领，双目向前平视。

动作 5 （吸气）由马步转为右弓步，右掌按于右膝盖上方；左手掌贴于右大腿根部内侧。

动作6 （呼气）左手掌根从右大腿根部沿腿内侧顺势从上到下直推至内踝，下推过程中掌根略用力。（吸气）左手回收至右大腿根部内侧，回收过程中指尖略用力，做3次。

动作7 （调整呼吸）右脚尖内扣至大约45°，左脚尖内扣至脚尖向正前方，右腿屈膝，有余力者下蹲成仆步。

动作8 （呼气）左手掌从左大腿根部沿外侧从上到下推至足背，下推过程中掌根略用力。（吸气）左手回收至左大腿根外侧，回收过程中指尖略用力，做3次。起身，（自然呼吸）双手握拳放于腰间，拳心向上，下巴微收，百会上领，双目向前平视。

此动作做3遍，恢复呈预备式。

阴阳跷脉分别交通左右两侧阴经和阳经的经气，有调和一身左右阴阳经气的作用，主持阳动阴静，还共同主管下肢运动与寤寐，用揉按、摩运的刺激体表阴阳跷脉的方法，激发经络经气，可以使阴阳跷脉经络气血充足通畅，从而达到内溉脏腑、外濡腠理、宁神助寐、强壮下肢之目的。

第八式：背后九颠百病消

动作1 （吸气）双掌心向上托，脚跟提起，脚趾抓地。下巴微收，百会上领，双目向前平视。

动作2 身体放松，（呼气）双掌翻身掌下按，同时双脚跟轻震落地，颠脚时牙关紧咬。

以上动作做9次，恢复呈预备式。

注意不要跌倒。

通过颠足而立，拔伸脊柱，下落振身，内可以按摩五脏六腑，外可以舒缓筋骨，有"消百病"的功效。此动作中吸气、闭气可以稍微闭眼，等下落时眼睛睁开。双脚下落时保持身体放松，使全身得到震颤。

值得一提的是，各版本八段锦的收势都以颠足式为结尾，多为"背后七颠百病消"，但路老却特意以"背后九颠"为收势。在中国古人的观念里，奇数为阳，偶数为阴，奇数象天，偶数象地，而奇数里最大的数字是"九"，被认为代表着阳气最盛，故而古人对"九"这个数字特别重视，把"九"当成天的象征，因此有"九天""九重天""九霄"之说。在颠地式的收势中，含有"九"字，更强调了天地相通、阴阳和谐之意。

运动能够让全身放松，全身性的运动可以不断地改善以及提高人体各个器官的机能。身体机能得到改善，抵抗力就会增强，整个人就会精神百倍，神清气爽。

七、减轻精神压力，保持心理平衡

情绪波动会引起血压升高，从西医学角度来讲，不论是焦虑、恐惧、愤怒，还是大喜大悲，都可能使血压骤然升高，其原因是精神因素引起高级神经活动紊乱，致使调节血压的高级自主神经中枢反应增强，血管内活性物质如儿茶酚胺等分泌量增多，小动脉痉挛、收缩，从而导致血压升高。所以一定要尽量保持情绪稳定，保持积极乐观的心态。

精神压力增加的主要原因包括过度的工作、生活压力以及病态心理，包括抑郁症、焦虑症、社会孤立和缺乏社会支持等。保持心理平衡是至关重要的，必要情况下采取心理咨询联合药物治疗缓解焦虑和精神压力，建议患者到专业医疗机构就诊。

日常生活中如何保持心理平衡

（1）不以物喜，不以己悲。要保持自己情绪稳定，防止大起大落。生活不顺是客观存在的，关键是自己如何对待。要转变角度去思考问题，加强自我调节，做到清心寡欲，如此才不会被杂事扰乱心情。

（2）老年人要善于处理包括与儿孙、邻里、同事、亲戚等的人际关系，有利于增强安全感，保持心情平静。

（3）多参加社会活动和集体活动，减少失落感和孤独感，增强自我价值感，如此就会心胸宽广。

（4）避免回忆往事，多展望未来。常回忆往事容易使人情绪激动，多展望未来会发现还有很多事情需要去做，不仅增加乐趣，也会使心理健康。

（5）乐于助人。帮助他人的同时也会让自己变得开心，同时大脑产生天然镇静剂内啡肽，有助于调节心理和生理功能。

（6）减少饮食，少吃肥肉，戒除烟酒。

（7）保持充足的睡眠，每天最好保持 7～8 小时的睡眠时间。

（8）进行适当的体育运动，老年人以练习传统功法为好（如八段锦等）。

八、培养兴趣爱好，利于稳压降压

1. 种花养草对降血压有益吗

我国是一个花卉资源十分丰富的国家，欣赏花、养花会给人带来希望、愉快和活力。在居室周围、庭院养花种草，既可以美化家庭环境，改善生活条件，增添生活乐趣，又可以愉悦身心，修身养性，有益于身心健康，对中老年血压偏高者非常有益。需要说明的是，兴趣爱好只可作为辅助治疗方法，还需要与其他自然疗法或药物疗法配合使用。另外，夹竹桃、虞美人等花卉有一定的毒性，建议不要种植。花卉疗法防治高血压的具体方法有以下几种：

观赏青绿色植物和各类花卉，或者在花丛中散步、静坐。

栽花：在家庭庭院、卧室、阳台，以及房前屋后栽种花卉，松土浇水。

睡菊花枕等花卉枕头。

品尝花卉菜肴，饮用花卉茶等。

养花种草为什么能够降低血压

有些花卉具有降血压的有效成分，例如菊花、牡丹、荷花、向日葵、六月雪、美人蕉等花卉，不论是食用还是入药煎汤饮用，均有显著的降血压作用。

花卉的芬芳气味能令人头目清新，精神放松，有利于降低血压。花卉的香味中还含有既能净化空气，又能杀菌灭毒的物质——芳香油。医学研究证实，芳香油可以通过感官松弛神经，调畅血脉，降低血压。

绿叶丛中，五颜六色、娇艳欲滴的花卉，可解除郁闷、紧张情绪，使人们对生活充满希望和憧憬；青、绿、蓝、紫等色彩，可以使高血压患者的心情和心理得到抚慰、镇静和安定。并且具有平肝潜阳的作用，从而促使血压降低。

闲暇之时，亲自动手栽花、松土、浇水，可以松弛神经，陶冶情操，舒筋活络，从而有利于血压的稳定和心情愉快。

2.练习书画对降血压有益吗

练习书法和学习绘画是调节人的情志活动、抒发感情、寄托希望的一项有效活动。通过书画疗法既可以舒筋活络、陶冶情操；又可以延年益寿、调节身心健康。因此练习书画是一种有益于身心健康的活动，对于高血压和心血管疾病具有良好的辅助治疗作用。这或许就是许多画家和书画爱好者长寿的原因。书画的运用从具体的内容和形式讲，可分为以下两类：

书法：指运用笔来书写楷书、草书、行书、篆书、隶书等文字的一种艺术。用毛笔书写的书法又称为传统的软笔书法。用钢笔、圆珠笔等工具来创作的书法称为硬笔书法。

绘画：主要是指中国传统的绘画艺术——中国画，包括人物画、山水画、花卉画、鸟兽画、虫鱼画等类别。血压偏高者应根据个人情况进行选择。

练习书画为什么能够降低血压

中医认为，练习书画降血压机制主要与书画疗法可以调节情绪、疏肝理气、平肝潜阳有关，当人们醉心于泼墨挥毫之时，或潜心于欣赏研究名画佳作时，注意力高度集中，甚至可以达到忘我的境界，心情和思想都融入文字，生活的烦恼、内心的苦闷、名利的得失皆会抛到九霄云外，达到"精神内守，恬淡虚无"的意境，从而可以"真气从之，形劳而不倦，心安而不惧"，可使郁结的肝气得到疏解，上亢的肝阳得以平息，情志得到调养，心神得以安宁，使紊乱的气血得以调理，上升的血压得以降低，五脏六腑和谐相处，各项生理功能恢复正常，血压自然下降并保持稳定，书画疗法兼有健脑益智、延年益寿、祛病强身之功效。

> 每次练习书画的时间不宜过长，以 30~60 分钟为宜，不要操之过急，切忌情绪急躁。
>
> 用书画疗法防治高血压需要锲而不舍，长年坚持，切忌三天打鱼，两天晒网。
>
> 在具体运笔绘画写字时，要尽力做到心神安定，切忌"心猿意马"，要"意守笔端、专心致志、凝神点画、全神贯注"。

3. 垂钓对降血压有益吗

垂钓可以怡养性情，所以过去许多文人雅士把"烟波垂钓"视为风雅活动。垂钓的地方通常群山环抱、树木繁密，所以"湖边一站病邪除，养心养性胜药补"。医药学家李时珍也认为垂钓可治"心脾燥热"。垂钓者所选择的垂钓之地一般环境宁静，山清水秀，绿水清风。远眺湖面或河面，视野开阔，不觉使人心旷神怡，精神抖擞。鱼将上钩之时，垂钓者全神贯注，心无杂念，意在鱼钩，与气功入静有异曲同工之妙。鱼上钩之后，垂钓者更是心情愉快，烦恼皆消，忘忧解愁。垂钓活动能给垂钓者带来欢乐、带走烦恼，促进身心健康，对于高血压、冠心病、神经衰弱等患者具有一定的辅助治疗作用。

4. 幽默对降血压有益吗

俗话说"笑一笑，十年少，愁一愁，白了头"。笑是人们心理和生理健康的标志之一。笑，也是人们自我保健的一剂良药。笑，不仅能产生良好的心理和精神作用，改善紧张、内疚等消极情绪，而且，笑还能刺激胃肠运动，加速血液循环，促进肾上腺素等某些激素的分泌，对机体产生有益的影响。因此，笑口常开，对高血压患者来讲，是具有一定的保健作用的。

（1）幽默为什么能够降低血压

幽默是健康的良药。幽默的特点是温和、含蓄和机智。幽默的"治疗"功能在于使患者的精神充分放松，使机体发生良性反馈，转移对不良情绪的注意力，起到调节情绪的作用。心理学研究表明，人的大脑皮质有个"快乐中枢"，当它接受适宜的刺激后呈兴奋状态，能把各种美好的东西复制出来，激活人体功能，消除紧张、厌烦、焦虑等不良情绪以及生理疲劳和精神倦怠。同时也可以改善血液循环，稳定血压，调节免疫力，因此，有人将幽默比喻为机体保健的"心理按摩"。

幽默感可以通过学习而获得，幽默是一种特殊的情绪表现。它是人类面临困境时减轻精神和心理压力的方法之一。俄国文学家契诃夫说过："不懂开玩笑的人，是没有希望的人。"幽默可以淡化人的消极情绪，消除沮丧与痛苦。有幽默感的人，生活充满情趣，许多看起来令人痛苦烦恼之事，他们却应对自如。用幽默来处理烦恼与矛盾，会使人感到和谐愉快，相融友好。

（2）如何培养幽默感

乐观对待现实，练就宽容心态。幽默与宽容、乐观是最为亲密的朋友。

扩大知识面。幽默建立在丰富的知识基础上，知识丰富更容易做到谈资丰富，妙言成趣。

培养洞察力和机智、敏捷的思维能力。迅速捕捉事物的本质，以诙谐的语言及时地表达出来，才易于使人产生轻松的感觉。

领会幽默的真实内涵，幽默不是油腔滑调，也不是嘲笑讽刺。从容真诚地对己对人，才能让幽默恰到好处。

5. 音乐疗法对降血压有益吗

音乐疗法历史悠久，是一种自然疗法，既属于娱乐疗法的范畴，也属于心理疗法的范畴。在距今四五千年的伏羲、神农、黄帝、尧、舜、禹原始部落时代，人们在与大自然和谐共处的过程中，逐步把自然界中的虎啸猿啼、鸟语蝉鸣、瀑布欢腾、溪水潺潺等大自然中的天然乐章，发展成了自然娱乐音乐。《黄帝内经》记载："内有五脏，以应五音。"把"宫、商、角、徵、羽"五音与"脾、肺、肝、心、肾"五脏及"忧、悲、怒、喜、恐"五种情志活动配合在一起。经过历代医学家与音乐家的共同努力，逐步形成了一门音乐与医学相互渗透、相互交叉的学科音乐治疗学，一种专门的疗法——音乐疗法。音乐疗法治疗高血压的疗效是确切、肯定的。高血压患者通过欣赏高雅悠扬、节奏舒缓、旋律优美、风格隽秀的民族音乐、古典乐曲和轻音乐，可以收到良好的治疗效果。

（1）如何运用音乐疗法降低血压

运用音乐疗法防治高血压的方法主要有以下两大类：

第一，主动表达法（又叫主动参与法）：由患者亲自从事唱歌、演奏乐器等音乐活动来治疗疾病。这种方式可以激发患者的情感，使其心身得到调节，生理功能得到恢复。

第二，被动接受法（又叫被动感受法）：患者通过有选择地倾听、欣赏音乐来达到调整心态、稳定情绪、降低血压、治疗疾病的效果。音乐作品可分为声乐、器乐、戏剧音乐三类。从音乐作品的创作年代、内容性质及风格特点来讲，又可将音乐作品分为古典音乐、现代音乐和流行音乐三大类。

科学选择降压音乐：

音乐疗法治疗高血压，多采用被动感受式，即通过听音乐的方式来实现降压目的。多选用情调悠然、节奏舒缓、旋律清逸高雅的古典乐曲或轻音乐等。舒缓轻快的音乐可以使高血压患者的紧张、郁闷、愁苦、悲观的心理得以松弛，以达到镇静降压，缓解头痛、紧张、失眠等自觉症状的目的。高血压的音乐疗法的乐曲选择应当根据中医辨证论治的原则进行。

（2）音乐为什么能够降低血压

目前研究发现，音乐疗法降低血压的机制可分为以下两个方面：

第一，从心理学角度来讲，优美、轻松的音乐可以提高大脑皮质神经细胞的兴奋性，活跃和改善人们的情绪，减轻或者消除由于社会心理因素所引起的精神紧张，促进人体分泌有益于人体健康的多种激素、酶及乙酰胆碱等生物活性物质，从而起到调节人体血液流量、促进血液循环、增强新陈代谢、改善睡眠状况、振奋人的精神等作用。优美悦耳的音乐，不仅可以使人血压平稳，心律稳定，心情愉快，而且可以延缓人类大脑衰老和记忆衰退，有益于人们健康长寿。

第二，从现代神经生理学研究的结果来看，音乐能够通过其优美的旋律、舒缓的节奏及声调、音色等对人体的心血管系统、内分泌系统、神经系统产生调节作用，从而使人体内环境协调，血压下降。另外，舒缓的音乐还可以使人心情平静，心态保持平和、稳定，使紧张的精神放松，使上升的血压下降，使烦躁的情绪得到稳定，这些因素都是音乐疗法发挥降血压作用的机制。相信随着医学的发展和自然疗法研究的深入，音乐疗法降低血压的机制会得到更加完善和确切的阐明。

（3）音乐疗法降压有哪些注意事项

忌听高亢、兴奋、激烈的兴奋性乐曲。

刺耳的音乐和疯狂的节奏会破坏人体正常的心脏活动和血液循环，会导致中风及心绞痛发作，甚至会引起猝死，故高血压患者应禁止接触这类音乐。

每次听音乐的时间不宜过长，也不宜太短。一般以每日听 2 ～ 3 次，每次 1 小时左右为宜。播放音乐的音量也要适宜，一般在 40 分贝左右，最大不超过 60 分贝。

听音乐的环境要安静、优美、远离噪声。室内要求整洁、陈设典雅、光线柔和。听音乐时要闭目养神排除杂念，全身心地投入到乐曲的意境之中，使心神专注、全身放松。

要从实际出发，根据我国不同民族、不同地区的音乐特色，以及患者对音乐的欣赏水平和文化素养来选择合适的音乐，以获得显著的降压效果。

九、生活有规律，按时作息，维护和保持自己的"生物钟"

《素问·四气调神大论》说："夫四时阴阳者，万物之根本也。所以圣人春夏养阳，秋冬养阴，以从其根，故于万物浮沉于生长之门，逆其根则伐其本，坏其真矣。故阴阳四时者，万物之始终也，死生之本也；逆之则灾害生，从之则苛疾不起，是谓得道。"《黄帝内经》认为，四时阴阳既是万物的根本，也是死生的根本。提出当于春夏养阳，养生长之气，秋冬养阴，养收藏之气，才能同万物一样通过阴阳转化之门得以生、长、收、藏。如果违背四时阴阳转化的规律，人体的真气本元就会被损害，疾病也就随之而来，顺从这个规律则疾病不生。

现代研究则表明，我们每个人的器官中都包含带有自身生物钟基因的细胞，这些基因的作用是辅助生理过程，例如消化，以及在特定时段工作效率最高，等等。如果人体的生物钟被倒时差、倒班工作或不规律进餐等行为打乱，日久天长，就会造成体重上升和精神抑郁，这些行为还会增加人们罹患心脏病或肝病的风险。

伊利诺伊州埃文斯顿西北大学睡眠与昼夜节律生物学中心主任、生物学教授弗雷德·图雷克指出："如果你打乱了这种 24 小时节律，组织内的机能就会紊乱。"大脑曾被认为是人体的主时钟，它发送信号告诉器官何时开始工作。但在随后的十来年中，科学家发现人体不同器官的细胞也有各自的生物钟基因，大脑开始被视为"乐队指挥"。每个器官都按自己内部的生物钟运转，根据时间产生不同数量的酶和分子。大脑的工作是确保所有生物钟协调一致。大脑和其他器官的不同步或各个器官之间的不同步，都会引发问题。例如，如果胰腺与肝脏不同步，分泌的胰岛素就可能过低或过高。

1. 如何规律作息

规律的作息对我们的健康非常有好处，可以让你精力充沛。反之就会引起各种各样的身体疾病。因此，应该制定出一个合理的作息时间表，只有做到劳逸结合，才有益于身体健康。

第一，首先要非常明确地知道作息规律的种种好处，比如说让你精神焕发、精力充沛等。只有深刻地了解到作息规律的好处，才能够让你坚定规律作息，从心理上控制自己。

第二，要调整自己的生活作息到一个良好的状态。如果你坚持每天睡很晚、起很晚的话，虽然也是规律的，但却不是健康的。所以一定要注意是调到一个健康的规律的状态，而不是只要规律就可以了。

第三，提高工作效率，用最少的时间做最多的工作。尽量在工作时间内将全部工作完成，不要将工作带回家，更不要熬夜加班，以免破坏已经形成的生物钟。

第四，充足的睡眠。血压稳定的睡眠时间，也是白天血压较高而受损的血管逐渐得到修复的时期。因此，一定要保证充足的睡眠。

2. 如何保证充足的睡眠

所谓充足的睡眠，并不是单单指睡眠时间长，良好的睡眠质量也非常重要。可以说，早晨能够神清气爽地睁眼醒来，就是得到了高质量睡眠的证据。要想每天都睡得好，必须对整个生活节律进行调整。白天尽可能多活动，也是得到高质量睡眠的必要条件。通过高质量的睡眠，白天的精神压力和疲劳得以消除，血压也会逐渐稳定下来。具体方法如下：

沐浴阳光：早晨沐浴阳光，使身体苏醒，进入适合活动的状态。

一日三餐有规律：尤其是早餐，不吃早餐的话容易扰乱身体节律。

白天经常动起来：身体动起来，产生适度的疲劳感，利于夜晚入睡。

晚饭后控制咖啡因：咖啡因会留在体内 3 ～ 4 小时，晚饭后最好不要饮用含咖啡因的饮品。

泡澡：用温水给身体提供热量，可以放松身心，便于入眠。

每天准时上床：在相同的时间上床，身体的节律容易形成。

睡觉之前尽量避免胡思乱想：睡觉之前想事情会给大脑太多的信息，与获得良好的睡眠这个目标是背道而驰的。

确保睡眠环境良好：让自己处于一个安静的、黑暗的环境中。

3. 血压偏高人群规律生活应该注意什么

人与自然相和谐，科学而又规律的生活将对血压的稳定

产生重要影响。对于血压偏高者来说，要做到生活有规律，
有以下几点需要注意：

一天之内生活有规律。每天按时睡觉、按时起床，制订
生活时间表，养成科学且有规律的生活习惯。

一年四季生活起居有规律。

生活、工作、娱乐、饮食、运动、睡眠有规律。

根据气候变化，及时增减衣服。

定期排便，忌用力排便，以免引起血压骤升。

十、避免寒冷刺激

1. 寒冷刺激会影响血压吗

多项研究显示温度与血压呈负相关关系，当温度降低时，
血压升高；当温度升高时，血压降低。冬季高血压病的发病
率及病死率都显著高于其他季节，这与室外气温下降有明显
的关系。还有研究发现，温度对血压的影响在 60 岁以上老年
人群中更显著。

2. 寒冷刺激为什么会使血压升高

温度下降导致血压升高的可能原因有：通过激活交感神
经系统进而增加肾素 – 血管紧张素（RAS）的活性引起周围
血管收缩，心率加快，心输出量增加，导致血压增高；通过
激活 L 型钙离子通道诱发血管收缩使血压增高；通过炎症途
径使血压增高；通过抑制一氧化氮使血压增高；通过氧化应
激使血压增高。

3. 如何避免由于温度变化引起血压升高

当室内和户外温度变化比较急剧时，血压就容易升高。

尤其要注意的是冬天的温度变化。从温暖的室内走到寒冷的户外时，由于冷空气的刺激，血管收缩，血压迅速上升。在外出时，要戴好围巾和手套等，以免冷气接触自己的身体。有时室内的温度变化也非常大，从开着暖气的房间出去，来到没有暖气的走廊时，血压会迅速升高，卫生间也是寒冷的场所之一，应该尽可能地开暖气。尤其是家中有老年人或心脏病患者时，浴室的脱衣处也要注意保暖。

（1）夏天要避免冷气温度过低

夏天，从酷热的户外进入开着冷气的室内时，血压可能会急速上升。在自己家中，不要把冷气开得太低，尽可能使室内与户外的温差不要太大。在餐厅及商场等自己不能调节温度的地方，为了抵御冷气，一定要随身携带一件薄薄的外套。

（2）避免用较热的水泡澡，建议用温水洗半身浴

洗澡能消除一天的疲劳，让身心得到放松。但是，洗澡时引发脑卒中等的情形也很常见，血压高的人尤其要多加注意。北方人习惯泡澡，洗澡后血压上升，而在泡澡时血压反而会下降。血压的这种巨大变动，容易导致洗澡时的事故。血压上升时，血管可能破裂发生脑出血，血压下降时，可能发生血管堵塞引起的脑梗死或心肌梗死等。

十一、减少接触空气污染

高血压发病有关因素多而复杂，涉及遗传、环境等多种因素及其相互作用。近年来，空气污染在高血压发病中的作用越来越受到关注。空气污染物既包括 SO_2、CO、O_3、NO

和 NO$_2$ 等各种气体，也包括 PM0.1、PM1、PM2.5 ～ PM10（空气动力学直径分别为 ≤ 0.1μm、1μm、2.5 ～ 10μm）等颗粒物以及各种活性金属和有机化合物。

1. 空气污染会影响血压吗

研究发现，短期接触空气污染（数小时至数天）与血压变化之间存在联系，无论在寒冷季节还是温暖的季节，几种污染物（SO$_2$、NO$_2$、PM2.5、O$_3$ 等）短期接触均能升高血压，从而导致高血压患者的急诊就诊次数增加。长期接触空气污染（一般为 1 年到数年）与短期相比有更高的风险。

2. 空气污染为什么会影响血压

空气污染短期或长期暴露可能通过多种机制或途径影响血压水平。每种机制或途径的相关性可能会因暴露时间的长短、个体的易感性而有所不同，在其不良作用上有所重叠。人们接触的空气污染物种类非常多，但目前仅对少数物质的心血管毒性进行了研究，很多化学物质的心血管毒性尚未被认识，对其生物学机制尚需进一步研究，才能更深入地理解空气污染促发或诱导高血压的机制，并对空气污染可能造成的影响采取必要的预防和控制措施。

3. 如何减轻空气污染对血压的影响

多项研究表明，减少与空气污染的接触会降低心血管疾病的发病率和死亡率。

社会和政府干预包括改用清洁燃料、进行交通和城市景观改革等。而个人干预措施包括运动、补充营养素等。但运动过程中过量吸入空气污染物可能会掩盖运动本身带来的保护性益处。例如，最近伦敦的研究发现，慢性阻塞性肺疾病或缺血性心脏病患者在海德公园散步会导致肺功能增强，而在拥挤的街道上散步则相反。此外，尽管研究已经证明补充营养素（维生素 A～E、β- 胡萝卜素、omega-3 多不饱和脂肪酸和叶酸）能够调节免疫应答和（或）改善空气污染的不良作用，但仍需要长期随访或降低抗氧化剂剂量以评估长期副作用。目前所有的个人干预措施都有局限性，没有试验证明它们减少了临床心血管事件的发生。

扫码查看参考文献